Recupérate

de las Dietas

2

restaurar la mente y

del daño de las dietas, la bajada de

peso, el ejercicio y la comida "sana"

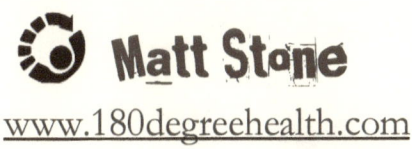 Matt Stone

www.180degreehealth.com

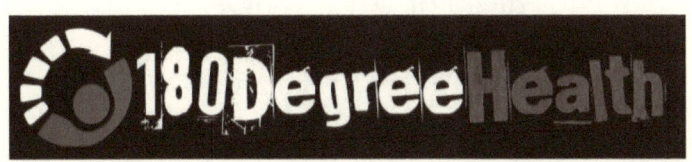

2

mayo de 2013
Los derechos de autor 2013, 180DegreeHealth, LLC.
Publicado Por Archangel Ink
ISBN: 1502597799
ISBN-13: 978-1502597793

Descarga de responsabilidad
(Disclaimer)

El material contenido en este libro pretende educar e
informar y no dar consejos médicos. La información en
este libro electrónico no debe de ser usada para
diagnosticar ni tratar ninguna enfermedad, desorden
metabólico ni problema de salud. Si tienes alguna
enfermedad grave, las complejidades de la misma
deberían de consultarse con tu médico de cabecera o
con otro proveedor profesional de salud, además de
cualquier programa de nutrición o ejercicio. El uso de
los programas, consejos u otra información presentados
en este libro electrónico serán únicamente de la
responsabilidad y riesgo de cada lector.

Mientras leas este texto, recuerda que la información de un libro no siempre puede servirle a todos y a cada uno de los individuos. Solamente tú puedes decidir lo que es correcto y lo que te sirve para ti. Tu salud es TUYA y no de nadie más. Lo único que puedo hacer es plantar semillas y abrir tu mente para que puedas pensar de otra manera. Espero que las semillas crezcan y florezcan en tu vida para que te permitan pasar el tiempo que tengas en esta tierra haciendo lo que realmente quieres hacer.

-Matt Stone; febrero 2013

Tabla de Contenido

6

Prefacio

Esta es la tercera revisión del libro *Recupérate de las dietas*. Bueno, más bien se podría decir que esta revisión debería de ser considerada como una drástica reconstrucción. Ya que, virtualmente nada del contenido original de previas ediciones ha sido preservado. Esta reconstrucción ha cambiado tan drásticamente que finalmente decidí darle un título más apropiado: *Recupérate de las dietas 2*.

Las anteriores ediciones han sido sobre todo para una audiencia preestablecida, y hacían referencias a ciertos aspectos que la fiel audiencia conocía y entendía. Esta nueva versión tiene como principal objetivo llegar a todo tipo de público y es por eso que partimos de cero. La meta es simplificar el mensaje, pero tratando de llegar al punto y no andar con rodeos – es decir arranco de un plumazo todos los detalles innecesarios.

Si estás leyendo este libro titulado *Recupérarte de las dietas 2*, no sería para nada irrazonable esperar que tú...

- Hayas hecho todo tipo de dietas en el pasado, o estés ahora mismo haciendo una dieta o comulgando con su ideología
- Hayas notado siempre inconvenientes en las dietas que hayas hecho, sean relacionados con aspectos sociales, mentales/emocionales
- Estés generalmente cansado por gastar la mayor parte de su preciado tiempo y energía con obsesionarse con los pequeños detalles de tu dieta – la cual nunca parece darte ni producir beneficios importantes
- Estés abierto a la idea de que las dietas pueden ser dañinas para tu salud, y por lo tanto ser algo de lo que uno necesita "recuperarse"
- Estés dispuesto a encontrar una buena salud y una buena manera de comer de un día para otro, sin ser afectado por el perfeccionismo

Traigo esto de inmediato a la mesa para que todos estemos en la misma página y discutamos lo mismo. Si tú vas a tratar de pasar todas las afirmaciones que encuentres en este libro por una especie de examen, cuestionando todo porque no cuaja con algún estudio que hayas leído, o quizás pensando en QDEDA (¿Qué diría el Dr. Atkins?) sobre ciertas ideas presentadas aquí, entonces éste no es el libro para ti.

Los objetivos más importantes de este libro son bastantes simples…

1. Ayudarte a rehabilitar tu cuerpo del daño producido por las dietas

2. Ayudarte a rehabilitar tu mente del daño producido por las dietas

3. Darte algunos buenos mecanismos para que puedas céntrate en el ritmo metabólico. De ese modo podrás dejar que tu cuerpo te guíe en tus prácticas de salud, en lugar de tener que depender de la palabra de un gurú o experto, o intelectualizar cada bocado de comida que comas.

4. Rehabilitar tu relación con el ejercicio y ayudarte a trazar mejores estrategias para el cambio físico que te gustaría tener

5. Animarte a poner tus esfuerzos en la vida hacia algo productivo en vez de la fijación en tu apariencia física/peso/composición del cuerpo

Entonces, *Recupérate de las dietas 2* pretende ser lo que sugiere el subtítulo: Restaurar la mente y el metabolismo del daño de las dietas, la bajada de peso, el ejercicio y la comida "sana". A este subtítulo también se le podría añadir "restaurar la auto-estima" para englobar todas las ideas presentes del libro.

Ojalá yo sea capaz de escribir de forma súper concentrada y no despistarme con largas discusiones sobre algún detalle nutricional sin importancia. Oye, pues no es fácil para mí. Mi nombre es Matt, y me estoy recuperando de ser un "saludólico". Yo antes era como tú también, leyendo blogs por toda la red y devorando cada libro que encontraba en busca de la dieta perfecta.

No he descartado todo el material de la primera versión de este libro, ya que en esta nueva versión hablaremos sobre algunos aspectos fundamentales que me parecen muy importantes en términos de dieta o comer sano. Tengo un nuevo dicho que es, "La dieta perfecta es muy poco saludable". Si no me explico todavía, al terminar el libro sabrás qué es lo que quiero decir con esto.

Créeme, haré todo lo posible para no hablar de lectinas, fitates, acído bútrico, variabilidad en el ritmo cardíaco, hormonas de crecimiento, caseína, hormonas en la leche, insulina, receptores de dopamina, comidas con alto valor nutricional, o inclusive (y lo digo en voz baja) gluten. Pero por favor… ¡cuánto podría escribir! Podría darle vueltas a tu cerebro hasta que pareciera un plato de huevos revueltos, como los "Eggs Erroneous" que hizo el cocinero Jake en Kamp Kikakee.

Y por favor no se molesten con mi sentido de humor vulgar, ni cuando pongo más atención en las referencias del cine de los años 80s (como la última que comente de la peli *Earnest Goes to Camp*) que en los estudios con método a doble ciego controlados con placebo. Si quieres un libro basado en estudios así, no estás preparado para este libro aún. Todavía te falta aprender mucho antes de llegar a esta etapa de "des-indoctrinación".

No, en serio. La interferencia intelectual entre lo que tu cuerpo te dice que necesitas y lo que tu mente concibe como lo más sano para comer (o beber, o hacer, o ponerte en la piel) termina siendo problemático la mayoría de las veces. Y por supuesto, hay un montón de estos "estudios" que respaldan cada afirmación posible como verídica. Hay estudios que muestran los efectos negativos de restringir y controlar lo que uno come. Por ejemplo, hay unos que muestran grandes efectos negativos en casos en los que los padres interfieren en la alimentación de un hijo. En suma, el tener demasiada información sobre la salud y lo saludable puede causar mucho daño e interferencias en la salud, quizás más daño que si uno no investigara sobre lo que se debe o no comer.

Ten fe que, a pesar de todo, este libro va a luchar por una mejor salud. De hecho, la gran mayoría que leen este texto e implementan las ideas acá expuestas notarán mejorías sustanciales en su salud en general, incluso comiendo un dieta menos "sana" según los dictámenes puritanos de alimentación.

Este es realmente un libro de salud. Desde luego que sí. Mi "saludolismo" sigue en pie. Solamente que me he dado cuenta de que los dioses guardianes de la salud son mucho más benévolos y simpáticos de lo que hubiera esperado. Ellos no esperan que dejes de comer rico ni que a veces te quedes sentado en el sofá sin hacer nada en vez de hacer ejercicio intenso. Y sí, puedes comer carbohidratos y grasas en combinación en cualquier cantidad necesaria para satisfacer tu apetito. Eso, sin tener que quemar las calorías en una gran llama de culpabilidad y auto-tortura. ¡Increíble!

Es un libro de salud, desde luego que sí. Pero éste es el camino más fácil hacia la salud. Una pequeña dosis de conciencia te dará el efecto deseado. Aprenderás a hacer lo que te dará mayor recompensa en términos de salud sin mucho esfuerzo (como el dormir lo suficiente y el beber la cantidad CORRECTA de fluidos).

Más importante aún, escribo este libro teniendo presente constantemente palabras como "realista" y "sustentable". Claro que, podría impresionarte con unos ejercicios en un campo de entrenamiento militar por tres meses, o con un plan de "carb-cycling" (una dieta muy baja en carbohidratos que alterna periodos de varios días consumiendo o no diferentes cantidades de carbohidratos), entrenamiento intermitente, crudiveganismo, dieta macrobiótica, dieta sin gluten o la dieta de Paleo con desintoxicación. Y desde luego, no me cabe duda de que tú perderás algo de peso y habrá una gran diferencia en las fotos de un antes y un despué.

Sin embargo, mi intención no es hacer millones de dólares. ¡Caramba!, tuve un buen ingreso el mes pasado y mi novia ya me está diciendo que necesitamos actualizar nuestros teléfonos. ¿Qué? Si el que te conseguí el año pasado cuenta con amplificador de señal y accesorios, y hasta una aplicación para videojuegos. Pero si la semana pasada viste la peli "The Goonies" en HD – todo en una sola carga. ¡¡¿¿Y no es lo suficientemente bueno para tí??!! ¡¡¿¿Realmente necesitas una actualización de tu teléfono??!!

No, gracias, yo no quiero que mi carrera acabe difuminándose lentamente a lo tonto después de una buena racha de anuncios televisivos tipo infomerciales.

¿De qué estaba hablando? Ah, claro. Del libro.

Es increíble. Léelo, vas a ver.

Introducción

Bueno, acabo de introducir esto en el prefacio. Odio cuando eso pasa. La organización, la planificación, los bosquejos, y otros términos que no hacen otra cosa que molestarme… Parece que no me enseñaron nada en mis estudios de escritura.

Hola, soy Matt Stone. Si resulta que este es el primer libro mío que vas a leer, me gustaría pedirte disculpas de antemano. Sé que mi forma de escribir puede ser molesta algunas veces y como comprobarás, no sigue la misma voz ni estándar que quizás hayas visto o leído en otros libros sobre temas de salud. No es porque yo sea simplemente un tonto o un idiota. Para nada, sino porque lo que realmente estoy intentando hacer es mantenerte despierto y en alerta, y también permitir que disfrutes de la experiencia del aprendizaje de algo interesante y que, sobre todo, te pueda ayudar.

Es así como escribo. A algunas personas les encanta tanto que hablan de mí como si fuera el Mesías. Otras lo odian tanto que ni siquiera pueden leer el libro entero y tampoco toman la información que presento de forma seria.

Bueno, es verdad que a veces se gana y a veces se pierde. Yo, por lo menos, me lo paso bien.

Más importante aún, quiero que sepas, que si es la primera vez que me lees, que la gran cantidad de pensamientos, estudios y experiencia que tengo es increíblemente amplia, profunda y vasta. No lo sabrías solamente leyendo este libro, porque quiero que esto sea relativamente ligero con pensamientos directos sobre lo que nos ocupa. He estudiado el tema de la salud humana sin cesar, devorando varios cientos de libros, miles de estudios, blogs y sitios web, y me he estado comunicando para intercambiar ideas y conocimientos con miles de personas sobre temas de salud. Mi sitio web tiene más de 40.000 comentarios que constantemente se siguen sumando y he llegado a consultar con varios cientos de individuos de docenas de países. He conseguido, como autodidacta, una educación de lo más completa y profunda sobre la salud – y sigo aprendiendo y creciendo con cada año que pasa en el conocimiento de todo lo que incumbe a la salud de forma rápida y acelerada (llegando ahora a una década de total inmersión en temas de salud).

Cualquier dieta que hayas hecho, probablemente la haya hecho yo también. Cualquier libro que hayas leído, seguramente lo haya leído yo también. Cualquier cosa que hayas leído sobre un tema específico de salud, yo probablemente lo haya leído y visto una media docena de puntos de vista contrarios a aquello que leíste, además habré pasado cien horas pensando y reflexionando en ello, y discutiéndolo con al menos veinte personas. Es probable que también haya escrito un artículo o que haya hecho una grabación auditiva o video sobre el tema. Desde luego, he hecho mil y una de esas cosas hasta ahora, tratando desde temas como el sangrado nasal (epistaxis) hasta los de bacteria intestinal, o desde el síndrome de piernas inquietas hasta la pubertad temprana. Según mis cálculos aproximados, he escrito alrededor de 5 millones de palabras sobre el tema de la salud desde el 2006 (lo que vendría a ser un total de unas 100 novelas).

No escribo esto para agrandarme, de hecho, estoy un poco avergonzado por el exceso. Pero por lo menos esto evitaría que pudieras escribir una crítica que dijera: "Bueno, parece que cualquiera puede publicar un libro hoy en día." Claro, hombre, qué fácil. Sólo te tienes que dedicar tu enterísima vida y a tiempo completo a estudiar algo por una década, a comunicarte con cientos de personas de las más importantes del mundo en el campo de la nutrición y la salud, y escribir una tesis de más de 5 millones de palabras. Fácil, ¿eh? Claro, cualquiera lo puede hacer, pero sólo yo lo he hecho.

¡Uf, está claro que tengo bagaje emocional! Déjalo ir. Respira profundo. Cuenta hasta diez.

Lo que posiblemente te sorprenderá de NO ver en este libro es la ausencia de cientos de referencias de estudios. Esto es realmente una táctica sucia y barata usada por muchos en el campo de la salud para dar, de forma falsa, credibilidad a sus teorías. Este libro tampoco se sustenta sobre amuletos de sitio web "Pubmed". Cualquiera puede navegar y buscar información por un sitio así y encontrar algo similar que valide o sustente una teoría "x". Quita tiempo, no tiene sentido pero impresiona a aquellos que ponen valor en la cantidad de notas a pie de página que pueda tener algún libro o artículo.

En mi caso, claro que cito a algunos, como ya verás, pero no dependo de ellos. Hablo más en términos básicos, del sentido común, la experiencia (propia y de otros) y lo que de plano funciona. Este libro es el resultado de una cantidad masiva de información que he acumulado a partir de estudiar este vasto tema a lo "Goliat", lo que incluye mucho más que sólo seleccionar estudios a corto plazo de ratones de laboratorios, sin sentido alguno.

Asimismo, debería de mencionar el hecho de que no tengo intereses propios en apoyar alguna creencia ni afirmación. He jurado desde que por primera vez me declaré "investigador independiente de salud" que se lanzaba a hacer una investigación sobre la salud humana, que nunca vendería nada que no fuera mi información. No estoy asociado a ningún otro libro ni proyecto (al menos que incluya mi propio trabajo). No hago ningún tipo de anuncio comercial para nadie, y nunca venderé ningún producto ni suplemento alimenticio ni nada de eso, sólo mi información. Soy mucho más periodista que "gurú" de la salud. Bueno, lo que realmente debería ser un periodista, no como generalmente se piensa hoy sobre la mayor parte de los periodistas (sinvergüenzas, amarillistas, corruptos, poniendo cualquier basura que sea interesante para gente sin información, etc.). Quiero decir periodistas en el sentido de que si te enteraras que Anderson Cooper vendía píldoras de baya de acai después de hacer un reportaje de lo maravilloso que es tal fruta, no confiarías en su palabra nunca más. No vendo bayas de acai. Eso se lo dejo al Dr. Oz (Doctor conocido por su programa de televisión mayormente sensacionalista y popular en los Estados Unidos).

Inclusive un hombre honesto como Joe (Mercola) será siempre contaminado una vez que ponga a la venta una píldora, un polvito o artefacto de turno para la salud. Es que no se puede, de forma pura y honesta, investigar la verdad en temas de salud cuando hay intereses económicos involucrados. Cuando uno investiga sobre la salud, siempre se verá lo que uno quiere ver cuando se miran varios puntos de vista sobre un tema, nutricional o de lo que sea. Así que yo intento no ver nada. Sólo me gusta explorar con mi mente curiosa y abierta a todo. Espero que, al saber esto, te ayude a crear una cierta confianza entre nosotros mucho más sólida de la que tú pudieras tener con otras personas que trabajan en este campo.

Cómo recuperarse de las dietas…. bueno, diré unas cuantas palabras más sobre la intención y la historia detrás del libro antes de empezar.

El origen de este libro se encuentra en la temprana investigación que hice en el 2007, cuando por primera vez empecé mi búsqueda en el mundo del metabolismo. Al principio pensaba que existía una dieta perfecta que, si uno la seguía a pie de la letra, tendría un final saludable y feliz.

Pero luego me topé con el libro *Resuelto: el misterio de las enfermedades* de Stephen Langer y James Scheer. Al principio, parecía ser un gran anuncio publicitario para "Armour Thyroid", un producto hormonal para tratar la tiroides, lo que me molestaba bastante. Aun así, el libro resultaba ser muy interesante. Su enfoque es la tiroides y la restauración de la temperatura corporal normal para tratar una amplia gama de enfermedades, leves y graves. El libro relata el re-descubrimiento por los autores de la obra del pionero endocrinólogo Broda Barnes, a quien había visto citado en otros libros.

Broda Barnes era un endocrinólogo que ejercía en los años cincuenta hasta principios de los ochenta en Colorado. Él decidió enfocarse en el ritmo metabólico total y rechazar las pruebas de sangre, las cuales recientemente se estaban poniendo de moda para determinar el funcionamiento de la tiroides. Eso lo hizo de forma sencilla, o sea, hacía que sus pacientes tomaran sus temperaturas corporales a primera hora de la mañana. Aquellos que estaban por debajo de 36,5° C (97,8° F), quienes al mismo tiempo, también presentaban síntomas congruentes a los que se entendía como un metabolismo bajo, eran tratados para subir la temperatura hasta que estuviera alrededor o inclusive por encima de los 36,6° C (98°F). Él usaba la temperatura tomada en la axila, lo cual suele ser como un medio grado por debajo de la temperatura oral y casi un grado entero por debajo de la temperatura proveniente del oído y del recto.

Entonces, con el tiempo, fui devorando todos los libros de Barnes. Hasta hoy, son algunas de las obras que más impresionan sobre el tema de la salud humana. Ingeniosos, divertidos, agudos y verdaderamente vanguardistas. Yo, para entonces, seguía buscando y desmenuzando información, y conectándola con las pistas metabólicas que se me iban presentando. Aun así yo tenía sólo un problema con el trabajo de Barnes; y de

Stephan Langer; y de Mark Starr, autor de *Type 2 Hypothyroidism* (*Hipotiroidismo tipo 2*), y de Datis Kharrazian, y de Mary Shomon y del Dr. Wilson, quién inventó el término "Wilson's Temperature Syndrome" (Síndrome Wilson de la temperatura) para describir el fenómeno de la temperatura corporal baja, y de Eugene Hertoghe, y de Michael Doyle, y de varios sitios webs, entre ellos el conocido como "Stop the Thyroid Madness".

El problema que tengo es que todos ellos ven un ritmo metabólico lento:

> Como algo "genético"
> Como una disfunción de la glándula de la tiroides, predominantemente
> Como algo que necesita medicamentos para sanar

No me quedo satisfecho con eso. El punto de mi investigación de temas de salud no era para concluir que todos necesitamos depender de nuestros médicos y fármacos para resolver nuestros problemas. Al contrario, el punto central y la misión de mi investigación era descubrir las causas principales de los problemas de salud y encontrar formas prácticas de prevenir y poder sanarse de forma individual en casa, sin depender de nadie. Entonces, aunque creo, de todo corazón, que todas las personas que ya mencioné han ayudado o que siguen ayudando a muchos, y que también van en camino hacia un descubrimiento médico importante, no podía dejarme de hacer la pregunta fundamental del "por qué" del fenómeno moderno tan peculiar de la baja temperatura corporal por debajo de lo normal. De hecho, ha sido reconocido que el promedio de temperatura global va en decremento – inclusive, en el "New York Times" salió un artículo sobre el mismo tema titulado "Rethinking 98,6" ("Repensando el 37").

Un viaje más a fondo me llevó a los pioneros en el campo de la nutrición, quienes mostraron que había algo peculiar en la dieta moderna que la hacía capaz de alterar nuestra fisionomía de manera fundamental. Todos ellos tienen sus propias teorías del por qué, pero no siempre tienen razón, quizás porque, como humanos, somos seres muy complejos psicológica y emocionalmente, o quizás porque somos extremadamente adaptables.

Esto resulta en un vacío bastante hondo, por lo que lo trataremos y mencionaremos de la forma más simple y breve en este libro. Podríamos decir que encontrar la dieta perfecta, a la que aludimos antes, es muy difícil de averiguar. De hecho, por lo general, el que trata de buscar esa dieta perfecta acaba de una forma u otra logrando el aislamiento social en el mejor de los casos, y en el peor de los casos, volverse loco con tantísima información. Creo que es mejor, en el campo nutricional, hacer algunos pequeños cambios en vez de tener como meta una dieta primitiva, prehistórica o "perfecta". No es realista ni sustentable para mucha gente, ni es divertido, ni particularmente efectivo para mejorar la salud de la mayoría de las personas.

Lo que llegué a encontrar de un modo más convincente fue ver cómo las varias formas de restringir lo que uno come, ya sea por razones de salud, para bajar de peso, o por creencias espirituales o morales, conllevan a un ritmo metabólico bastante reducido. Es algo irónico (o más bien muy irónico), que el Dr. Atkins, padre fundador de la dieta baja en carbohidratos y alta en proteínas, hubiera resumido todo esto en lo que ha sido la cita que más he usado entre los cientos de miles de páginas que he leído en la última década sobre el tema de la salud. El libro *Dr. Atkins´ New Diet Revolution* afirma: (en la cita, la palabra "ésta" se refiere a su programa dietético.)

"Recuerden que el hacer dietas de manera prolongada (ésta misma, o las que son bajas en grasa o bajas en calorías, o una combinación de ambas) suele parar el funcionamiento de la tiroides. Esto no es un problema de la glándula misma (por lo que las pruebas de sangre suelen salir normales) pero es un problema del hígado, el cual falla en la conversión del T4 al T3, el elemento activo de la tiroides. El diagnóstico clínico se hace ante la presencia de la fatiga, la falta de ánimo, la piel seca, el pelo seco o la pérdida de pelo, el colesterol alto o una temperatura corporal baja. Yo les pido a mis pacientes que se tomen cuatro veces la temperatura al día, antes de las tres comidas y antes de acostarse. Si el promedio de las temperaturas, tomadas durante por lo menos tres días, está por debajo de 97,8° F (36,5° C), significa por lo general un problema de la tiroides; temperaturas aún más bajas son inclusive más convincentes."

Interesantemente, Atkins demuestra su conocimiento de la obra de Barnes, y reconoce que cualquier dieta o combinación de dietas puede bajar el ritmo metabólico, y que no afecta necesariamente a la misma glándula de la tiroides. ¡De maravilla! Mis observaciones, estudios y experiencia confirman en un 100% las observaciones de Atkins. Hay una epidemia de ritmo metabólico reducido que va en aumento en todo el mundo. Una de las razones o causas de este fenómeno, o por lo menos de su empeoramiento en el mundo moderno, son casi todas las dietas populares y programas de salud que existen, incluyendo la dieta de Atkins. Y cabe decir que, felizmente, he descubierto una forma para resolver el problema a través de la utilización del método deducido de razonamiento y una experimentación exhaustiva, además de la comunicación con otros. De hecho, cada vez es más sencillo resolver este problema tan común, especialmente a medida en que voy aprendiendo más sobre lo que es y no es necesario para resolverlo.

Así pues, este libro te dará detalles precisos sobre cómo averiguar si tu ritmo metabólico está bajo, y por consiguiente, cómo arreglarlo. Cuando llegues a tener un ritmo metabólico más alto, sentirás muchos cambios interesantes que no parecerán tener relación al metabolismo, porque todos los sistemas de nuestro cuerpo son impactados por el ritmo metabólico – o la velocidad con la que produce energía nuestras células.

Después de discutir las razones por las que debes arreglar tu metabolismo y las maneras de hacerlo, lo que va mucho más allá de tan sólo el recuperarte de hacer dietas (aunque son una causa común de la supresión del ritmo metabólico), discutiremos sobre cómo avanzar en tu vida sin dietas y cómo tener hábitos y prácticas saludables con las que te sentirías cómodo y bien.

Eso es todo. Intento decir las cosas de forma clara y sencilla. Me dan dolores de cabeza las profundas raíces que he plantado en la tierra de mi conocimiento y mi entendimiento, pero ahora la fruta de mi labor es para ti.

Antes de empezar quiero que prestes atención
brevemente a dos pequeñas secciones – una sobre la
importancia del metabolismo y la otra que es una
descripción buenísima y la mejor que he encontrado
sobre cómo es una persona metabólicamente saludable.
Enfocándote en esto, jamás tendrás ganas de volver a
hacer una dieta estúpida, porque verás, de forma
inmediata, la manifestación de síntomas y señales que
causan daño en tu propio cuerpo.

La importancia del metabolismo

Aunque mi investigación en temas de salud y nutrición engloba muchas ideas, filosofías, búsquedas, y biomarcadores de la salud – el metabolismo ha sido, sin duda, el enfoque principal de mi investigación. Eso y las películas de los años ochenta, particularmente las que tienen a Val Kilmer y John Cusack como protagonistas.

El metabolismo es una palabra que se usa comúnmente para hablar de la bajada de peso y que supuestamente se refiere a la cantidad de calorías que quemamos al día. Sin embargo, y como yo he llegado a entenderlo, resulta ser mucho, pero mucho más que eso – e inclusive el uso común de los términos metabolismo o "ritmo metabólico" es incorrecto.

Por ejemplo, si haces jogging durante un par de horas cada día, se dice que subes tu metabolismo porque estás quemando más calorías al hacer ejercicio. Esto es falso. El jogging típicamente baja el metabolismo, especialmente cuando se hace en exceso. Al contrario, es el "Total de la energía expendida", o

"TEE" lo que sube a través de quemar más calorías con el ejercicio, mientras que el "Ritmo metabólico base" o "RMB" baja. En cuanto dejes de hacer jogging, será mucho más fácil subir de peso que antes porque tu metabolismo ha sido afectado o bajado por esta forma excesiva de hacer ejercicio. Esto es un buen ejemplo de los muchos mitos que hay en cuanto al metabolismo.

Otra falsedad es que la gente delgada tiene el "metabolismo rápido", lo cual a veces es el caso, pero no siempre. Todos los tipos de cuerpos pueden tener un problema de metabolismo bajo o lento. Puedes guardar más grasa por tener un metabolismo lento, o también ser incapaz de generar tejidos corporales o musculares y sufrir de una condición de delgadez emaciada, teniendo una apariencia de "flaco-gordo" y/o de piel que se cuelga.

Uno de los mitos que cada vez se difunden más es que es bueno tener un metabolismo bajo o lento – y que si quemamos energía de forma más lenta viviremos más tiempo. Mucho de esto sale de investigaciones hechas en laboratorios que demuestran que la restricción de calorías extrema (como comer la mitad de lo que normalmente comerías) prolonga la vida en varias especies como moscas de fruta, ratas o monos.

Sin embargo, como muchas investigaciones, esta prolongación de vida se interpreta totalmente fuera de contexto y luego se aplica a la vida de los seres humanos adultos que viven e interactúan en la vida real. Ignoran, por tanto, aspectos drásticos y de gran importancia que tumbarían todos los resultados.

Las únicas personas que tienen éxito de forma permanente con una gran reducción calórica a la mitad de su consumo anterior desarrollan un trastorno o desorden alimenticio. Estas enfermedades constituyen los problemas psicológicos más mortales de EEUU y afectan a 11 millones de estadounidenses, la mayoría mujeres jóvenes. Las estadísticas que he observado sugieren una reducción de vida de 25 años cuando a uno se le han diagnosticado con un trastorno alimenticio. (Además, el hacer dietas o el reducir calorías de forma intencional es el factor de riesgo #1 para contraer estas enfermedades.)

Los humanos estamos rodeados de abundancia y de la constante tentación de la comida. Somos gente real en la vida real y el querer reducir calorías a la mitad produce siempre una recaída "hiperfágica" (el hartarse de comer o el comer en exceso). Esto se observa con las dietas "subibaja" y en todos los experimentos de restricción calórica realizados con los humanos.

En cambio, los experimentos de restricción calórica se hacen con animales en el laboratorio desde que nacen, por lo cual sus cuerpos crecen menos. Cuando se comparan miembros de la misma especie, resulta que los más pequeños normalmente viven más tiempo que los de tamaño más grandes (como por ejemplo, los perros pequeños viven muchos más años que los perros grandes, a pesar de que los grandes tengan ritmos metabólicos más rápidos, según la masa corporal). Esta es una diferencia muy significativa, y los cuerpos de las criaturas en el laboratorio pueden desarrollarse a un ritmo adaptivo que vuelve suficiente el consumo bajo en calorías. Sin embargo, si se corta a la mitad la cantidad calórica ya en la madurez, causa la degeneración rápida por la insuficiencia de calorías. En definitiva, el querer comparar la restricción calórica desde el nacimiento con la restricción calórica en la madurez es una comparación inválida.

Además, los animales de laboratorio que hayan tenido una reducción calórica demuestran muchas características de neurosis, ansiedad, y desordenes sociales en su comportamiento. El pensar que el reducir calorías en los humanos conllevará a una vida longeva y próspera es una fantasía que ignora lo que la ciencia ya nos ha mostrado.

También es posible que no sea la reducción de calorías la que cause una prolongación de la vida en estos animales de laboratorio. Algunos estudios sobre la restricción de grasas poliinsaturadas (las cuales se oxidan y causan el envejecimiento a mayor velocidad) proporcionan la misma extensión de vida sin la restricción de comida.

Desde luego, un laboratorio es un ambiente estéril, e inclusive si los animales con restricción calórica vivieran más tiempo y tuvieran un ritmo metabólico claramente más lento (kilo por kilo no creo que lo tengan), es difícil comparar este ambiente con el mundo real. El mundo fuera del laboratorio está lleno de organismos oportunistas y patológicos, y un ritmo metabólico rápido controla la fuerza del sistema inmunológico. Una temperatura corporal alta, la cual es el resultado de un metabolismo rápido, protege al organismo de invasiones de la misma manera que una fiebre mata a una infección. Más importante aún, es obvio que cuando en la vida real hay temporadas de escasez de comida, esta situación lleva a enfermedades e infecciones en tasas altísimas.

Este último ejemplo lo usaremos como punto de partida para hablar de la importancia de conseguir un ritmo metabólico de lo más alto posible para mantener la salud, además de la resistencia a enfermedades infecciosas y degenerativas, la fertilidad y la libido, la masa muscular, la energía, el vigor, la longevidad, un funcionamiento fisiológico de alta calidad y mucho, mucho más.

Resulta claro que todos queremos evitar la enfermedad. Los virus, bacterias, hongos, parásitos nos rodean, y sólo una pequeña grieta en nuestra armadura es suficiente para que caigamos enfermos, sea de un resfriado, sinusitis o algo mucho más serio. El metabolismo es, por así decirlo, la protección definitiva, y el tener un suministro adecuado de comida en la naturaleza nos protege en contra de epidemias en cada especie, ya sean humanos o animales. Sin embargo, cuando una población crece mucho y sobrepasa su suministro de comida, o sea cuando no hay suficiente comida para mantener un metabolismo óptimo, es entonces cuando los entes patológicos invaden, conquistan y las enfermedades se propagan rápidamente.

Esto se puede atribuir a una bajada de la temperatura corporal, lo que ralentiza sistemáticamente muchas de las reacciones de enzimas que son vitales para la potencia inmunológica máxima, además de muchos otros factores que están involucrados. De hecho, una muy pequeña bajada de peso provoca que los niveles de la hormona leptin bajen – la hormona maestra que regula el apetito, el metabolismo, y la potencia del sistema inmunológico. También sube la hormona del estrés, cortisol, la hormona principal en el envejecimiento y en la supresión del sistema inmunológico.

Supongo que te estarás preguntando: "¿Cómo que sobrepasar en población nuestro suministro de comida? Si los humanos desde luego no hemos hecho eso". Y tienes razón. Jamás ha habido tanta abundancia de comida y la mayoría de la gente está buscando bajar de peso, no subir. De esto hablaremos después, pero vamos a decir por ahora que puedes tener un ritmo metabólico lento o bajo por la escasez de cualquier cosa, desde la falta de sueño hasta la falta de ciertos nutrientes – no solamente la cantidad total de calorías. En cualquier día del año en EEUU, por ejemplo, el 45% de la población reporta el estar haciendo alguna dieta – lo que causa la misma psicología de escasez como una escasez real.

Desde luego que vale la pena mencionar, sin ser alarmistas, que las enfermedades infecciosas son más complicadas de lo que pensamos. O sea, uno no se ha curado del todo a pesar de que la fiebre y los mocos se hayan ido. Yo participo activamente en un grupo de discusión de uno de los investigadores y co-autores del libro *The Potbelly Syndrome* de Russ Farris o "El síndrome del panzón" (un libro que muestra las incontables conexiones entre enfermedades degenerativas y agentes infecciosos). De forma semanal recibimos hasta una docena de estudios y artículos mostrando nuevas conexiones entre varios patógenos y enfermedades que parecieran no ser relacionadas. Estas conexiones entre varios patógenos y una amplia gama de enfermedades inmunológicas, cánceres, fatiga crónica, autismo, e inclusive enfermedad cardíaca y diabetes son cada vez mejor entendidas. O sea que resulta claro que el mantener el sistema inmunológico optimizado a través de conservar un metabolismo alto tiene ramificaciones que se extienden mucho más allá de la cantidad de veces que te reportas enfermo en el trabajo.

En resumen, mi investigación me ha llevado por un sendero claro y constante. La producción de energía celular – lo que uno podría llamar "metabolismo" o "ritmo metabólico" es un punto clave que está conectado con todos los problemas de salud posibles. Mientras que subir el metabolismo no es una panacea ni curará absolutamente todo, no tengo duda que con cualquier problema de salud, lo primero que uno debería de hacer para mejorar es subir el metabolismo hasta el rango ideal. Y de más importancia aún, el maximizar y salvaguardar el metabolismo es la clave para prevenir enfermedades y para vivir un gran número de años sin enfermedad alguna y con un cuerpo funcionando de forma óptima.

Mi regla general es que, si tú tienes problemas con la salud y un metabolismo bajo, primero hay que subir el metabolismo para ver si hay mejoría o la eliminación de la disfunción física o psíquica. Sea el problema que sea, creo que siempre se debe, y de forma urgente, maximizar la producción metabólica para obtener una buena salud y bienestar en general. Es sumamente importante. Si funciona, de maravilla. Si no, ENTONCES, se busca tratamientos alternativos, suplementos, medicamentos, u otras cosas para controlar el problema. En el peor de los casos tendrás un metabolismo más sano y podrás darte cuenta de por lo menos algunas cuantas mejorías en tu salud, aun teniendo el problema inicial.

En lo que queda de esta introducción sobre el metabolismo y su importancia, espero dar algunos ejemplos de problemas de salud y asuntos que están relacionados de forma directa con nuestra capacidad de producir energía.

El estreñimiento

El estreñimiento es un desorden muy común. La mayoría de la gente que va al baño de forma diaria cree que no está estreñida. Sin embargo, si hace falta hacer cualquier tipo de esfuerzo para lograr la eliminación, o pasas más de 60 segundos en la taza, o si tus excrementos parecen caquita de oveja – entonces, tendrás un cierto nivel de estreñimiento. Como en todo, no se trata de que sea ni blanco ni negro sino que está más bien dentro de un rango del 1 al 10. Una evacuación intestinal debe de ocurrir desde una a tres veces al día, debe ser húmeda y sustanciosa – deshaciéndose cuando se tire de la cisterna, con poco olor, y que requiera poca limpieza del ano.

El metabolismo es el que controla, de forma principal, el tiempo de tránsito intestinal. Esto significa la cantidad de tiempo que necesita la comida ingerida llegar al otro extremo para defecar. Una velocidad sana es de 24 horas. ¡¡¡El mamífero con el ritmo metabólico más lento es el perezoso que tiene una temperatura corporal de 33° C (93° F) y un tiempo de tránsito de 30 días!!! El estreñimiento crónico normalmente desaparece en un par de semanas una vez que se haya conseguido subir el metabolismo a un nivel óptimo.

Otras partes del sistema digestivo también están impactadas por el ritmo metabólico. Con un ritmo metabólico alto, el estómago se vacía más rápidamente, produciendo menos gases, hinchazones e indigestión. También el reflujo suele eliminarse por la secreción gástrica intensificada que ocurre con un ritmo metabólico óptimo porque se produce más hormona gastrina. Además, el sobre crecimiento bacteriano en el intestino delgado, que ocurre con la evacuación lenta también mejora, lo cual es una causa principal del SII (Síndrome de intestino irritable o IBS en inglés) – el desorden digestivo más común. Como podrás comprobar, hay un patrón aquí. Son solamente unos cuantos ejemplos de cómo el sistema digestivo está afectado por el ritmo metabólico.

Fatiga crónica-Baja energía

El animal conocido como el perezoso sirve como una buena transición para este tema. Esta criatura hipometabólica con temperatura corporal de 33° C (93° F) tiene niveles energéticos extremadamente bajos, baja masa muscular y duerme casi todo el día. Es precisamente por eso que se le ha considerado como un mamífero "perezoso". Como humano, el subir el ritmo metabólico te hará ser cada vez menos "perezoso". Tus niveles de energía subirán, tu deseo de hacer actividad física aumentará y la cantidad de sueño que necesites para sentirte descansado disminuirá. Aunque hay que puntualizar que el dormir suele mejorarse e incluso el sueño llega a ser tan profundo que se compara al que se tenía en la infancia. Además, hay que añadir que el sentirte cansado después de comer desaparecerá, y el incremento general en el vigor y la vitalidad alcanzará cuotas normales.

Falta de libido

El ritmo metabólico controla el ritmo en el que las hormonas del sexo como la progesterona y la testosterona son producidas por el cuerpo. Mientras más alto sea el ritmo metabólico, más alta será la producción de hormonas del sexo. La hormona principal responsable de la libido en el hombre es la testosterona y en la mujer es la progesterona. Entonces, un ritmo metabólico alto produce incrementos en la hormona testosterona donde anteriormente faltaba. Asimismo, un ritmo metabólico adecuado produce aumentos de la hormona progesterona en la mujer – la hormona de la fertilidad femenina (progesterona = pro-gestación-hormonal). El resultado es más libido y mejor rendimiento sexual, y por otro lado, hay más facilidad para crear musculatura, obtener una mayor delgadez y rendir mejor en actividades atléticas, entre otras cosas.

Amenorrea/Infertilidad

La falta de la menstruación, la irregularidad y el síndrome premenstrual, y la infertilidad femenina son generalmente causados por la falta de progesterona. Durante la primera mitad del ciclo menstrual (desde la regla hasta el día 14, aproximadamente), el estrógeno domina la progesterona – lo que significa que hay un nivel mucho más alto de estrógeno que progesterona en el cuerpo. Esto sofoca el metabolismo, por lo que la temperatura corporal de la mujer es ligeramente más baja comparada con la segunda mitad del ciclo – a veces más de medio grado de temperatura. Sin embargo, un subidón de progesterona provoca tanto la ovulación como una subida de libido, además de un aumento en la lubricación vaginal y otros cambios a favor del sexo, junto con un aumento sustancial del metabolismo.

El metabolismo controla el ritmo en el que el LDL "el colesterol malo" se sintetiza en progesterona. Cuando eso sucede, la falta de menstruación se soluciona de forma consistente. Esto conlleva a mejorías en la fertilidad además de una mejoría en síntomas premenstruales, los cuales suelen surgir al final del ciclo cuando la progesterona producida es insuficiente.

Alto colesterol/Altos triglicéridos

Como ya mencioné, el metabolismo controla el ritmo en el que el LDL "el colesterol malo" es convertido en progesterona. Esto es verdad para muchas hormonas como la testosterona en el hombre, no solamente para la progesterona. El colesterol de por sí es una sustancia vital, que, si se baja con medicamentos, hay una posibilidad de que surjan varios síntomas – y la mayoría de ellos se atribuyen a la producción insuficiente de estas hormonas vitales. La solución para corregir el colesterol alto se basa en un incremento del ritmo metabólico y en convertir el colesterol LDL en hormonas de sustancia vital que dan vida, rejuvenecen, y que se asocian a la juventud y la resistencia a las enfermedades. (Recibí un correo electrónico justo antes de escribir esta sección del libro de un hombre joven que bajó su colesterol de 220 a 156 siguiendo mis instrucciones con una subida del "colesterol bueno", y con ello duplicó sus niveles de testosterona). El ritmo metabólico también controla el ritmo con el que quemamos u "oxidamos" grasas. Cuando el ritmo metabólico es alto, los triglicéridos – grasas en la sangre -- no se acumulan. Hay que recordar que altos niveles de triglicéridos son un factor de riesgo prominente para la enfermedad cardiaca.

Enfermedad cardiaca

Además de los factores obvios enumerados arriba, el médico más exitoso en la historia de la medicina en la prevención de la enfermedad cardiaca fue Broda Barnes. Barnes tomó detalladas y exhaustivas notas y registros de sus pacientes, catalogándolos, y reportándolos en estudios médicos oficiales, los cuales él documentó luego. Sus pacientes tuvieron un 90% menos de ataques al corazón que el público en general en aquella época. Solamente cuatro pacientes de más de 2.000 que él registró tuvieron un ataque al corazón, y cada uno de los cuatro casos tenían algo fuera de lo normal – un paciente sólo había estado con él por un par de meses, otro acababa de mudarse y había dejado el tratamiento. Barnes tuvo mucho éxito con sus pacientes debido a centrar el ritmo metabólico como enfoque único de su ejercer. También él hizo que sus pacientes mantuvieran registros de sus temperaturas corporales para asegurar que conservaran un ritmo metabólico juvenil – de ese modo evitaron contraer enfermedades relacionadas con los adultos. Barnes trató otros innumerables problemas de salud con el mismo protocolo. Desgraciadamente, su libro titulado *Solved: The Riddle of Heart Attacks* (*Resuelto: el enigma de los infartos cardiacos*) fue pasado por alto por la comunidad médica ya atrincherada y arraigada en una guerra inefectiva contra el colesterol. Cabe notar que este libro jamás ha sido cuestionado en sus bases científicas. Tampoco han sido igualados sus resultados como médico.

El cáncer

El cáncer es una enfermedad de la respiración celular dañada o degradada. Muchos han teorizado que la falta de suficiente oxígeno es algo que tienen en común todos los tipos de cáncer. Cuando los niveles de oxígeno están muy bajos, las células no pueden quemar la glucosa para obtener suficiente energía, y entonces las células del cáncer se forman, las cuales operan según un tipo de metabolismo celular más primitivo (glicólisis anaeróbica) – que convierte la glucosa en ácido láctico en el cuerpo. El estrógeno es una hormona anti-respiratoria que corta el suministro de oxígeno a las células (particularmente el tipo de estrógeno llamado estrona que es producida en las glándulas adrenales tanto de mujeres como de hombres). Se da en cantidades significativas en ambos géneros y se opone a las hormonas de la juventud como la progesterona y la testosterona. Por supuesto, el ritmo metabólico controla cuántas de las hormonas asociadas a la juventud son producidas para oponerse al estrógeno antirespiratorio. Cuando el metabolismo va de caída en la vejez, el cáncer es mucho más probable. Nuestra mejor defensa en contra del cáncer es mantener el ritmo metabólico en perfecto funcionamiento tanto como sea posible, ya que aumentará la actividad celular, la respiración, y la oxigenación celular. No hay mejor defensa contra el cáncer que optimizar y mantener un ritmo metabólico alto.

Conclusiones

Estos han sido algunos pequeños ejemplos de los muchos problemas de salud que están asociados de forma cercana al ritmo metabólico. Otras enfermedades incluyen todos los tipos de desórdenes autoinmunológicos ya que el metabolismo ejerce muchas acciones directas sobre la glándula timo -- el comando central de nuestro sistema inmunológico. He visto desaparecer este tipo de enfermedad completamente con el incremento del metabolismo, lo mismo con el asma y las alergias, los trastornos de sueño y del estado anímico, el dolor crónico, los niveles elevados de azúcares en la sangre, la diabetes tipo 2, la obesidad, el acné e innumerables problemas de salud, algunos más leves y otros más graves.

Dado que no podemos evitar por lo menos una leve bajada en el metabolismo con la edad, al menos podemos ralentizar la reducción metabólica. Desafortunadamente, muchos aceleran el proceso con varias dietas restrictivas, intentos de bajar de peso, ejercicio prolongado y excesivo, y otros muchos métodos equívocos que ralentizan el metabolismo.

La respuesta es mucho más simple y fácil de lo que parece. Para empezar, habría que descansar lo suficiente, dormir y relajarse, además de tener un superávit de comidas nutritivas con énfasis en comer lo suficiente de lo que yo llamo "las superestrellas anti-estrés":

almidones, azúcar, sal y grasas saturadas y más importantes aún, las calorías. Asimismo, uno debe pasar suficiente tiempo haciendo actividades de disfrute para incluir un poco de ejercicio bien planeado como si fuera un suplemento.

Te prometo una cosa, que es totalmente imposible vivir con tu máximo nivel de energía, vitalidad, aguante, felicidad, y salud sin que hayas conseguido un ritmo metabólico razonablemente alto. El marcador más simple que muestra la capacidad de tus células de producir energía y la fuerza de tu metabolismo ajustado al tamaño, edad, sexo y peso es nada más y nada menos que la temperatura corporal. Claro, lo puedes medir en casa con un termómetro barato de unos $3. Por lo contrario, no hay ningún loco examen de sangre ni de hormonas, ni otros procedimientos ni diagnósticos, ni visitas a un especialista que sean capaces de hacerlo. Así de simple, ponte un termómetro y recuerda que la temperatura ideal por la mañana debe de oscilar entre los parámetros de 36,6° a 37,2° C (98° a 99° F) dependiendo si estás midiendo tu temperatura en la axila, el oído, la frente, la boca, o el recto. Otros marcadores de un metabolismo saludable son fácilmente observados y detectados sin usar ningún tipo de instrumento.

He llevado a más de 1.000 personas de docenas de países a ese estado metabólico alto – con versiones anteriores e inferiores de este libro. Así que hay esperanza para ti Señora de los Pies Helados y también para ti, Señor Mea Mucho.

Ahora, vamos a ver cómo se siente uno cuando tiene un metabolismo óptimo.

Los marcadores de un metabolismo óptimo

Confieso que he usado la siguiente cita de forma excesiva en el pasado. Si has estado leyendo mis obras durante años, y al volver a ver esta cita otra vez, no me extrañaría nada que se te hayan puesto los ojos en blanco y hayas exclamado, ¡por Diós, este Bieler es el ídolo de Matt! Bien, hablando en serio, la temperatura corporal transformada en la calidez de las manos y los pies, además de un puñado de otros indicadores, son algunos de los parámetros que demuestran un metabolismo funcionando a la perfección. En definitiva, un metabolismo funcionando de forma eficaz se revela en prácticamente todos los sistemas que uno pudiera analizar del cuerpo humano, inclusive en el sistema psicológico y emocional. Sin esperar más, acá tenemos la maravillosa descripción de cómo funciona un ser humano saludable según Henry Bieler – y al final, se expondrá una lista de indicadores que deberían de servir como meta para cualquier intervención en las prácticas dietéticas y en el estilo de vida de cada persona:

"La energía física de la persona tipo adrenal parece inacabable, como lo es también la respuesta del sistema nervioso simpático, un resultado de la oxidación perfecta de fósforo en los tejidos nerviosos. La oxidación del dióxido carbono en el sistema muscular le da al sujeto adrenal una inmensa calidez. Entonces, la temperatura de su cuerpo casi nunca está por debajo de los 98,8° F [37,1° C], con manos y pies siempre agradablemente calentitos. Como la digestión y la desintoxicación de la comida tóxica dependen mayoritariamente de la oxidación en el hígado y los intestinos, entonces el sujeto adrenal típico, con su oxidación perfecta, tiene digestión completa. De hecho, él puede y muchas veces se jacta de que puede comer cualquier tipo de comida sin incomodidad alguna. Los productos exógenos del ácido úrico, además de los compuestos de indoxil son completamente desintoxicados en el hígado, no se acumulan en la sangre y tampoco se encuentran en la orina."

"La musculatura esquelética está bien desarrollada y tiene un tono espléndido. La fatiga es prácticamente desconocida para el sujeto adrenal. Su aguante físico/muscular es espectacular. Y la tonalidad perfecta de sus músculos involuntarios se evidencia con la peristalsis completa y rápida, resultando en varias evacuaciones intestinales al día. Él puede comer combinaciones inimaginables de comida y no tener problemas..."

"Una característica importante es la calidad de la sangre. Suele ocurrir una policitemia (más glóbulos rojos de lo normal) leve hasta marcada; la leucopenia, o bajos niveles de glóbulos blancos, no se observa. La sangre, que es de un rico color rojo, se coagula rápidamente. Las hemorragias fatales casi nunca ocurren con estos sujetos. La inmunidad en contra de la invasión bacteriana es espectacular. El sujeto adrenal típico casi nunca se infecta, ni siquiera con enfermedades venéreas".

"Un sujeto del grupo tipo adrenal tiene siempre una disposición flemática — tranquilo, alegre, difícil de enojar, sin problemas de insomnio, ni miedo ni timidez, y no se le enfrían las extremidades. Éste hará todo lo posible para evitar una discusión, se le conocerá por tener un amplio grupo de amigos porque tiene el corazón cálido y suele estar rodeado de una 'aura' de simpatía".

"La espléndida circulación sanguínea le proporciona manos cálidas, magnéticas (...)"

"Él nunca se preocupa... Su digestión es buena y raramente se estriñe. Es posible para él aguantar más tratamientos, cirugías y hemorragias de pulmón que cualquier otro paciente. Este sujeto adrenal acaba siendo el paciente curado al que se le da de alta con más frecuencia y más rápidamente. El único tratamiento que verdaderamente necesita él para recuperarse es suplirse de aire fresco y descansar".

A esta larga lista de características precisas se podrían añadir las siguientes...

- Libido sana, alto rendimiento sexual y alta fertilidad — tanto en hombres como en mujeres
- Piel suave y húmeda — incluyendo manos y la parte inferior de las piernas que se secan con más facilidad
- Heridas que se curan rápidamente
- El orinar infrecuentemente, con un color amarillo, inclusive después de consumir grandes cantidades de líquidos
- Dientes blancos, fuertes y resistentes a las caries o la sensibilidad, inclusive mientras se consumen grandes cantidades de dulces sin cepillarse a menudo

- Menstruación regular sin incomodidades, cólico, dolores, u otros síntomas, o SPM (Síndrome premenstrual)
- Rápido crecimiento de uñas y cabello
- Niveles de azúcar en la sangre estables con subidas mínimas después de comer, inclusive con el consumo de carbohidratos de rápida absorción
- La habilidad de aguantar periodos de tiempo sin comer sin notable incomodidad, cambios en el estado de ánimo, cambios energéticos, etc.
- Boca húmeda con saliva abundante inclusive después de horas sin beber líquidos, y tener una lengua rosada

Hay muchos más, algunos que conozco y muchos otros que me quedan por descubrir. Sin embargo, es un buen resumen de lo que la vida debería de ser con un metabolismo ideal. En mi experiencia, estos son buenísimos indicadores para que seas consciente a la hora de evaluar la efectividad de tus prácticas dietéticas y de tu estilo de vida. La mayoría de las dietas o programas de ejercicio exigen que sigas una prescripción dada, da igual cómo responda tu cuerpo o qué tipo de biomarcadores tengas. Uno es llevado a pensar que todo saldrá siempre de forma favorable si sigues las indicaciones al pie de la letra. Eso es lo que precisamente trae consigo el hacer dietas. Es algo peligroso y nocivo para la salud y un gran porcentaje de gente se dedica a ellas sin saber que está jugando con su propia salud.

Recomiendo que releas esta sección por lo menos 10 veces si es necesario. O al menos vuelve a ver estas páginas de vez en cuando hasta que te hayas catapultado dentro del mundo del mejoramiento genuino de la salud.

Ya ves, esto es realmente un libro de salud, y no el permiso de no comer nada más que McDonalds, dulces o chucherías para decirles a todos de forma desafiante: "!que se vaya a al carajo!" al concepto general de hacer dietas. Hay un punto medio. Es decir, hay una forma de hacer esto inteligentemente, y beneficiarse en todos los frentes – metabólica, psicológica, social, profesionalmente y más allá.

No obstante, ya deberías de empezar a ser consciente de que la salud involucra mucho más que comer una dieta perfecta, el hacer ejercicio regularmente o el ser delgado. De hecho, si miraras atrás a muchas de tus experiencias de hacer dietas, podrías ver que cuando uno se enfoca solamente en mejorías y cambios a corto plazo en los niveles de grasa corporal u otros indicadores singulares de salud, es muy posible que se haya empeorado tu funcionalidad en otras 30 categorías físicas o mentales. Espero que esta sección te ayude a tomar consciencia más allá de lo que mida tu cintura o tus niveles de grasa corporal (o inclusive niveles de colesterol, azúcar en la sangre, presión sanguínea, etc.) para determinar si tu salud va mejorando o empeorando.

El problema con la industria dietética

Muchas personas hacen algún tipo de dieta por una o dos razones…

Para sobreponerse de un problema de salud
Para perder grasa corporal

Claro, esto está bien y todo lo que tú quieras, pero el problema son las personas y las organizaciones involucradas en la industria dietética, del mismo modo que lo son los profesionales de la salud, tanto alternativos como médicos porque…

Quieren salvar a gente de los problemas que padecen
Quieren estar con la posesión de la información exclusiva – "Ser más listos que nadie"
Quieren ganar muchísimo dinero
Quieren cambiar el mundo y ser ellos los héroes

La gente, por lo general, piensa que la industria dietética u otras entidades comerciales e individuos relacionados con el mundo dietético son maléficos y fraudulentos. Yo personalmente creo que mucho de lo que motiva a las personas, no solamente en las industrias de la salud y la dietética, sino también en otros campos relacionados, son sentimientos y deseos muy honorables y reales con los que todos nos podemos identificar.

Realmente, pensándolo bien, esos no son los verdaderos problemas con las industrias dietéticas y de la salud. El problema es mezclar fuertes motivaciones humanas con el no saber nada.

Sí, el problema es que todos los profesionales dietéticos y de la salud quieren tener las respuestas y salvar a todo el mundo mientras se enriquecen y se vuelven héroes, a pesar de que las respuestas no son visibles. Lo que las personas piensan que saben o que aprenden sobre la salud es generalmente especulación que ha sido bajada del cerebro de algún gurú y repetida como si fuera la verdad de Dios mismo. Y no falta mucho para que un individuo piense que él o ella estén cambiando el mundo de forma positiva.

Voy a compartir contigo algo que digo y repito cuando estoy dando un discurso delante de grandes audiencias.

"Hombre, yo antes sabía todo sobre la salud y la nutrición. Pero luego aprendí tanto que ya no sé casi nada."

Otra cosa que digo mucho es "si no estás confundido con temas de la salud y la nutrición entonces es que no lo has estudiado por suficiente tiempo, ni de forma profunda."

Esto es a lo que me refiero. Todos quieren tener todas las respuestas y muchos piensan que las tienen. El problema es que, como humanos, muchas veces creemos que tenemos las respuestas cuando no es así. Mucho gurús de la salud pueden ser muy resistentes e inclusive crueles hacia los que distribuyen información o consejos contradictorios a lo que ellos dicen. Yo también he sido culpable de todo esto muchas veces, pero afortunadamente he madurado mucho.

Es cierto que cuando empecé a hacer investigación y a escribir sobre la salud, estaba muy seguro de que yo sabía todas las respuestas y con rapidez le decía a la gente exactamente lo que tenían que hacer. No lo hice con el afán de aprovecharme de la gente vulnerable que buscaba arreglar una condición debilitadora de su salud, ni porque una persona estuviera en una crisis de autoimagen por su gordura. Tampoco era para ganar billones de dólares, lo que nunca ha sido algo que me haya motivado mucho. Para nada. Realmente quería ayudar a la gente, y cualquiera reacción o respuesta positiva que recibía me convencía cada vez más de que estaba teniendo éxito con mi gran meta de "salvar al mundo", o por lo menos hacer una pequeña contribución.

Todo eso lleva a mucha gente vulnerable a llenarse de promesas vacías y a hacer dietas sensacionalistas, tomando suplementos, drogas y haciendo otros protocolos con expectativas ingenuas.

La esperanza devora el sensacionalismo; el resultado es el fracaso.

Y el resultado es una desilusión, tras otra desilusión y tras otra, porque todos los sistemas de salud e ideologías están equivocadas de una forma u otra – a pesar del grado de seguridad que el consejero que dispense la información y los productos tenga, y a pesar de la existencia de cantidad de estudios o testimonios personales para respaldar la efectividad de tal o pascual programa.

Tú puedes seguir creyendo ingenuamente en el conejo de pascua de la vida eterna si quieres, pero estoy seguro que la cura milagrosa que buscas no es algo que encontrarás. Si tu lema de búsqueda es "encontrar la salud o morir en el intento", es más probable que mueras en el intento.

Ahora bien, no quiero que dejes totalmente de buscar respuestas o que suspendas todo tu cinismo. Lo que es más importante es saber que las búsquedas ridículas y cada vez más extremas que haces no sólo están vacías, sino que te pueden hacer daño. Si me permites adivinar, diría que esa información o protocolo muy posiblemente te esté empeorando, y que posiblemente te esté causando muchos de los problemas actuales de salud que tengas.

Así que ése es el problema con las industrias dietéticas y de salud. Estos hacen grandes promesas respaldadas muchas veces con estudios. Verás que si pasas suficiente tiempo inmerso en cualquier ideología, empezará a tener sentido. Todas seducen a la gente con problemas reales o un deseo irracional de solucionar estos problemas. Pero de plano no funcionan. Y cuando fracasas, achacan el problema a algún órgano raro que nunca habías escuchado, o al supuesto proceso de "hacer una desintoxicación" como parte necesaria de la sanación u otro cosa sin sentido. También común es decirte que el problema es porque no seguiste al pie de la letra las recomendaciones. Claro, lo peor vendrá cuando este fracaso te lleva a seguir recomendaciones para hacer cambios y cosas aún muy extremas. Ejemplos:

"¿Que estabas comiendo solamente un 99% de comida cruda? Entonces, debe ser que tienes una gran sensibilidad a las comidas cocinadas. Ahora tu dieta tiene que ser por completo de un 100% de comida cruda. ¡No hay excepciones!"

"¿Tienes insomnio y disfunción eréctil haciendo la dieta "Paleo"? ¿Cómo? ¿Comiste en un restaurante que servía pasta? Entonces a pesar de haber sido lavado muchas veces el plato en el que comiste puede que se quedara contaminado con pasta. ¡La contaminación del gluten te atrapará! Se necesita meses para limpiar el sistema después de haber sido expuesto. Tienes que ser más estricto".

"¿Comes treinta gramos de carbohidratos al día y tienes PCOS (síndrome de ovario poliquisitico)? Debe ser que desarrollaste una GRAN resistencia a la insulina por todo ese jugo de naranja que tomaste cuando eras niño. Los esquimales sólo comían pescado y carne pero nada de carbohidratos y estaban perfectamente sanos hasta la edad de 150 años. En su idioma no existía la palabra "doctor" porque nunca necesitaban uno".

"Así que no estás bajando de peso comiendo 1.000 calorías al día y haciendo una hora de ejercicios cardiovasculares 5 veces a la semana. Ya veo. ¿Has probado la dieta HCG?"

Y así seguidamente.

Te aseguro que no es tu culpa si has fracasado múltiples veces haciendo programas extremos de curarlo todo y de proporcionar la inmortalidad. Tu fracaso no es una excepción. Y tu gurú de salud no está intentando engañarte. Él realmente quiere creer que Papá

Noel existe y que es él. Su autovaloración y autoestima descansa sobre la necesidad de que su información y teorías sean correctas y aptas para ayudar a todo el mundo.

Cuando estés listo para pasar de estas dietas seductivas, y la lógica seductiva detrás de ellas, como, por ejemplo…

"La comida cruda es natural. Así es como los humanos deben de comer y por no hacerlo, somos la única especie que nos enfermamos".

"El azúcar es TAN malo. ¡El consumo del azúcar ha aumentado en 100 libras por persona cada año en los últimos 200 años! Y cuando ponen glucosa en una célula cancerígena se multiplica. ¡Es tóxico!"

"El comer carbohidratos aumenta la insulina y la insulina guarda grasa. Los carbohidratos son la CAUSA de la obesidad y la diabetes. Si los quitas de tu dieta, bajarás de peso. Es imposible no bajar, porque bajas los niveles de insulina, lo que hace imposible que el cuerpo guarde grasa".

"Los registros ancestrales muestran la buena salud del hombre prehistórico. No tenía lácteos ni granos ni comida rápida, así que todos los problemas de salud en el mundo hoy provienen de estos alimentos que no debemos comer. Quítalos de tu dieta y curarás toda enfermedad".

"Los productos animales modernos son tóxicos por las prácticas de alimentación y los contaminantes en el ambiente. Estos nuevos contaminantes en nuestro ambiente están causando enfermedades modernas. Sé vegano (vegetariano estricto) y verás todos tus problemas de salud desaparecer y bajarás de peso, coma lo que comas".

Y así sucesivamente. No pasaré más tiempo deconstruyendo todas las dietas existentes, pero tendrás que creerme que las conozco todas, y encima he pasado mucho tiempo explorando cada una de ellas. Asimismo, me han contactado cientos de mis seguidores contándome las mismas historias de fracaso.

Es lo mismo de siempre. Algunas personas fracasan muy al principio y otras experimentan una "luna de miel" (de aproximadamente 6 meses). Estos últimos funcionan a base de adrenalina con la nueva dieta y se sienten eufóricos – y mientras tanto van contando a todos sus amigos y a su familia que han encontrado la respuesta de la Salud (igual como lo hace el gurú, solamente que él o ella ha hecho un negocio y son dependientes económicamente del éxito del programa por lo que no pueden abandonarlo tan fácilmente como tú).

A esa euforia la llamo "la luna de miel catecolamínica" (las catecolaminas son sustancias estimulantes internas que dan un subidón tipo narcótico) que toma lugar con prácticamente todas las dietas populares para bajar de peso. Estas dietas son las que están de moda hoy…

- El ayuno intermitente
- La desintoxicación y el tomar jugos
- El veganismo o el vegetarianismo estricto
- El comer sólo comida cruda
- Dietas bajas en carbohidratos
- Dietas bajas en calorías
- El ejercicio intenso y frecuente
- Drogas estimulantes/píldoras para bajar de peso

Sin embargo, la subida catecolamínica desaparece eventualmente y lo que queda es mucho daño –

incluyendo la revocación de muchas de las mejorías vistas durante la "luna de miel", incluyendo el retorno del peso perdido. Y no, no es simplemente porque esta gente volvió de comer pizza y donas en exceso (aunque ojalá lo hayan hecho). Me refiero al subir de peso haciendo y manteniendo la misma dieta que les hizo bajar de peso en un principio.

Linda Bacon, que hace una crítica prolífica y franca a la restricción de la comida y del hacer dietas, bien resumió esto en su libro *La salud para todos los tamaños (Health at Any Size)*, uno de los libros de lectura obligatoria para los que se están recuperando de hacer dietas…

"Lo que comentan los expertos muchas veces es que la vuelta del peso perdido se atribuye a la inhabilidad de las personas de mantener sus dietas a largo plazo: el viejo problema de la falta de motivación. Sin embargo este estudio fue bien controlado para apoyar a las mujeres en el mantenimiento de sus dietas. El retorno del peso perdido ocurrió a pesar de mantener la dieta reducida en calorías. Y si prefieres creer que estos resultados son sólo para dietas bajas en grasa, miren los datos de este estudio para otras dietas populares. Unas personas, después de doce meses haciendo la dieta "Atkins" que es baja en carbohidratos, estaba comiendo 289 calorías menos de las que comían al iniciar la dieta; las que estaba ejerciendo la dieta "Zone" estaban comiendo 381 calorías menos; las que estaban con la dieta "LEARN" comían 271 calorías menos; y la gente con la dieta "Ornish" comían 345 calorías menos. A pesar de esto, todos estaban subiendo de peso durante los últimos seis meses del primer año. Y eso a pesar de haber incrementado la cantidad de ejercicio".

Bueno, en fin, ya me cansé de esto. No quiero, de forma pesada, intentar convencerte de algo que ya seguramente sepas, especialmente si has comprado un libro que se llama *Cómo recuperase de las dietas 2* – que las dietas son horribles, que las industrias de las dietas y de la salud, son, de un total de digamos 20, 19 partes sensacionalistas y una sola parte ayudadora. Está claro que el hacer dietas repetidamente no funciona para mejorar la salud ni para bajar de peso a largo plazo (Por lo contrario, te hace mucho más enfermizo y más gordo). Quisiera pasar el resto de este libro dando pautas específicas sobre cómo puedes salir de una alimentación restringida, dejar de dar a otros el poder de decirte lo que deberías de comer, y ojalá ayudarte a encaminar tu vida y tu salud por un buen sendero. Desde luego que es una promesa muy grande y muy sensacionalista, pero haré el intento.

Pon atención por favor, porque está claro que tengo razón en todo. La información que sigue podrá salvar TU VIDA. Y a toda la humanidad. Y terminar con todo crimen. Y salvar a los osos polares. Y dejar embarazada a Joan Rivers.

¿Qué es el comer sano?

Una pregunta muy importante es ¿cuáles son las prácticas saludables? Esta pregunta tiene una respuesta relativamente simple, solamente que no es algo que se puede organizar con listas de comida en un bosquejo sencillo. Es algo que tú tienes que determinar y dedicar más atención a esas pistas internas que te aporta tu cuerpo y a la reacción biológica del mismo, lo cual discutiremos más a fondo y más adelante.

El comer sano es realmente un resultado espontáneo de llegar a sentir neutralidad ante todas las sustancias comestibles, poniéndolas en términos iguales. Esto es difícil de hacer por tanta información unilateral a la que hemos sido expuestos que nos deja pensando que realmente existen comidas "sanas" y otras "venenosas" o inclusive tóxicas.

Quizás algunas comidas sean mejores que otras. Sin embargo, no somos conejillos de Indias. Somos seres humanos complejos, y solemos no tener razón en absoluto en cuanto a las creencias sobre lo que es bueno o malo comer. Dicho de otra forma, no podemos solamente comer comidas buenas dictadas de una lista y evitar las malas. Estaremos, a final y al cabo, en situaciones sociales donde tendremos que ser abiertos, relajados y no preocuparnos en cuanto a los ingredientes de un plato que nos hayan servido. El designar como malas y el prohibir muchas comidas tiene el efecto contrario. O sea, crea deseos de romper las reglas y ser "malos". Yo intenté durante años comer sano en una dieta perfecta, pero recaía una y otra vez en comer en exceso donas tipo "Krispy Kreme" – en parte porque algo muy adentro de mí se sentía encarcelado por las reglas dietéticas que me había impuesto. Y la otra parte fue porque me estaba matando de hambre no intencionalmente. Entonces, mi hambre crecía mientras más "saludablemente" comía y mi deseo de ingerir calorías de gran densidad se impuso a mi motivación de ser "bueno".

Mientras que no es probable que podamos desprogramarnos totalmente de las comidas que son o no sanas, por lo menos, recomiendo mucho las tácticas siguientes:

1. No restrinjas ninguna comida al menos que te cause una reacción negativa extrema después de ingerirla – incluso si ya has probado, por todos los medios, acondicionar y asimilar tu cuerpo a esa comida

2. Debes pensar en tu salud como algo que transciende, y MUCHO, tu dieta

Lo que quiero decir con la primera táctica es que no deberías de abstenerte de algo al menos que tengas una razón médica para hacerlo. Por ejemplo, yo no como puerco. Me da problemas de inmediato, como dolores de pecho por varios días – inclusive malvaviscos o gominolas me causan eso. Definitivamente no quiero decir que si el comer camarones (gambas) te pone en shock anafiláctica, por supuesto, ¡evita los camarones!

Sin embargo, si has sido indoctrinado para creer que algo como la carne roja es insana (una comida que es demonizada por las autoridades), mejor no proclames que no comes carne roja y que eres vegano. Simplemente come menos en vez de evitarla como un neurótico obsesivo. O vamos a decir que escuchaste que la carne vacuna alimentada con hierba es mucho más saludable que la carne comercial. Cómprate alguna y cómela en casa. ¡Adelante! Pero no dejes de comer una hamburguesa con queso en un restaurante simplemente porque la carne no fue alimentada a base de pasto. En otras palabras, no seas perfeccionista que es una de las características que muchos de los lectores de este libro tendrán en común – y desde luego los lectores que ahora están en peores condiciones por sus prácticas estrictas de alimentación.

Creo que mientras comes más intuitivamente (el comer lo que te pide tu cuerpo en todo momento) y vas evaluando la reacción biológica y los antojos sin ideas preconcebidas sobre los méritos o fallos supuestos de una comida en particular, sobrepasarás esta tendencia. Pero ésta es la forma de re-introducirte en el mundo de la alimentación relativamente normal y sobre todo relajada.

Hablando de hábitos alimenticios relajados y normales, es lo que quiero decir con la segunda táctica – piensa más allá de tu dieta. La salud engloba muchas cosas más allá de lo que comemos. Inclusive el cambiar la forma de pensar sobre el consumo de una comida supuestamente no saludable puede pasar de un experiencia llena de ansiedad a una de gozo sensorial y alterar el resultado total de una comida en el cuerpo. La mayoría de mi investigación me ha llevado a pensar que el estrés es la raíz unificadora y la causa de la mayoría de las enfermedades (el estrés como algo amplio que se extiende mucho más allá del aspecto psicológico). Como digo muchas veces, la culpabilidad y la preocupación sobre lo que comes es mucho más insano que cualquier pastel de chocolate que comas.

La salud es el resultado nato de TODOS nuestros pensamientos, emociones, interacciones sociales, calidad y cantidad de sueño, niveles de hidratación, y mucho más. No es solamente porque la res haya comido pasto o maíz. Todos estos pequeños detalles que tienen prioridad en el mundo de la salud parecen pequeñeces. Pequeñeces absolutas. El comer carne vacuna alimentada por pasto para lograr una buena salud es como apagar un inmenso fuego con un gotero. O sea, si no estás durmiendo bien, odias tu vida, pasas la mayoría de tu tiempo haciendo trabajo mundano y aburrido, tienes estrés económico, nunca sales a fuera, no comes bien, o si no comes suficiente, todo esto afectará a tu salud más.

Eso es porque al pasar mucho tiempo intentando averiguar qué es lo que debes o no comer, junto con la lectura de libros y blogs sobre salud durante muchas horas al día, lleva a complicarse demasiado., Me gusta ver a la gente elegir otras batallas para tener una mejor salud antes de pensar en lo que están comiendo.

Pero regresemos a lo que es comer sano específicamente porque aquí hay mucho en juego.

Es extremadamente difícil averiguar si algo es bueno o malo para uno basado solamente en el razonamiento intelectual. ¿Crees que el café es malo? Bueno, hay mucha información válida que dice que el café es saludable. Y también hay mucha información válida y justificada que dice que no es sano. He estado investigando la salud y la nutrición intensamente durante una década, ¿y saben qué?, no estoy seguro si el café es bueno o malo para la salud. Ni el azúcar. Ni el alcohol. Ni el chocolate. Ni los granos. Ni las legumbres. Ni la carne. Ni los probióticos. Ni las verduras. Ni la fruta. Ni los lácteos.

Antes yo podía dar una respuesta definitiva a cada una de estas preguntas, pero ahora no puedo. Tengo demasiados conocimientos para estar seguro, ya que hay varias justificaciones a favor y en contra de las cosas que alisté arriba. Si crees que sabes claramente sobre una de las cosas enunciadas, es porque has investigado sólo un lado o una versión de la historia. Si no, estarías igual de inseguro que yo.

Esto pasa inclusive con las comidas que todos podemos estar de acuerdo que son insanas, como por ejemplo, una comida en McDonald´s. Habrá miles de personas leyendo este libro que estén muertos de frío y/o que no hayan dormido una noche completa en años, o que estén sufriendo de ansiedad, etc., etc. Estos dirían, que como soy una persona "sana", no comeré en McDonald's ni loco. Pero, para su sorpresa, posiblemente encontrarían alivio inmediato a sus problema(s) de salud si comieran de 2 a 3 hamburguesas con queso, uno o dos pedazos de pastel de manzana, y una Coca Cola fría justamente del famoso McDonald's. ¿Por qué? Por el hecho de que la densidad calórica, la facilidad de digestión, y las cantidades de sal y azúcar en una comida de McDonald´s no tienen comparación. Podrías sanar tu metabolismo más rápidamente comiendo en McDonald´s que intentando hacerlo con comida orgánica, sin procesar, entera y nutritiva. Esto es porque la tal comida "sana" no tiene la necesaria densidad calórica y además tiene altos niveles de fibra y de líquido, lo cual llena mucho. Resulta que la comida "sana" no es tan estimulante y no permite el mismo nivel de consumo calórico.

Está claro que es difícil saber lo que es o no es saludable para un individuo en un momento dado. Varía tanto que va más allá de lo que podríamos categorizar como "bueno" o "malo".

Esto va muy en serio. Me encanta escandalizar pero esto no lo digo por nada. Sería más fácil caer bien y que este libro fuera bien recibido porque seguiría reafirmando tus creencias sobre lo que es o no es sano. Está claro que cuando alguien dice que algo es saludable y tú crees que no lo es, tu reacción siempre será una fuerte objeción. Y en este caso, la objeción va en contra mía. Pero mi meta no es caerles a todos bien. Mi meta es proveer información verídica, honesta, y sin prejuicios basada en mi propia salud y experiencia. Muchos de los que están leyendo esto no necesitan escuchar lo que es o no es sano basado en los comunes parámetros de la densidad nutritiva, los niveles macronutritivos, el índice de polisacáridos a monosacáridos, ni el tipo ni cantidad de fibra. Es hora de superar este modo de pensar. ¡Por tu salud!

Considerando todo esto, ¿qué es el comer sano?

El comer sano, para una persona que se está recuperando de hacer dietas, desde el punto de vista sustentable, y una vez que se haya conseguido competencias fisiológicas básicas para el funcionamiento saludable como son las evacuaciones intestinales diarias sin esfuerzo, la temperatura corporal normal, la libido normal, la posibilidad de dormir toda la noche sin despertarse, el estado de ánimo estable, el nivel de energía estable, ningún problema grave de salud, etc., pueden expresarse en unos cuantos principios básicos.

- Comer comidas completas en un horario consistente, que incluya tentempiés si tienes hambre o frío en las manos y pies entre las horas de comer
- Comer lo suficiente, ni más ni menos, para sentirte lleno y satisfecho
- Siempre comer porciones de comida que te apetezcan, ya sean cosas saladas, carne, caldo/gelatina, productos lácteos, verduras, comidas dulces, comida cruda, almidones, etc.
- Poner atención en la reacción biológica básica (calidez/temperatura corporal en particular) para hacer cambios pequeños en tus hábitos alimenticios y proporción de varios tipos de comida
- Comer sobre todo comidas nutritivas como base de tu dieta, con libertad absoluta para comer

comidas "basura" entremedio de las comidas y al
antojo

— Beber líquidos cuando se tenga sed, para satisfacer
la sed y no para calentarse, ni para conseguir
nutrientes como por ejemplo con la preparación
de jugos -la única motivación debe de ser la sed

— Comer una alta proporción de grasas saturadas
comparada con la poliinsaturadas

Este último consejo es el único de los puntos
demasiado específicos que han sobrevivido de mis
recomendaciones anteriores después de todos estos
años. Esto es porque la tendencia a la obesidad, el
envejecimiento celular, la producción de energía celular,
el metabolismo de glucosa y el ritmo metabólico se
dañan cuando hay un alto consumo de grasas
poliinsaturadas — ácido linoleico y ácido araquidónico
específicamente. Esto no debería de sorprenderte ya que
constituye el cambio dietético más significativo en
tiempos recientes — con un incremento de 1.450% en el
consumo de aceite vegetal en el Siglo XX en EEUU por
ejemplo, y aumentos muy significativos en productos
derivados del aceite vegetal, como la margarina y la
grasa para cocinar/hornear tipo manteca.

El aceite vegetal proveniente de productos agrícolas
como la semilla del algodón, el maíz, la soja, la canola, el
girasol, el cártamo, y otros es de donde viene este gran
aumento en el consumo. El tipo de grasa que
predomina en estos aceites es el ácido linoleico (AL), un
tipo de Omega 6 grasa poliinsaturada. Si has leído algo
sobre la nutrición habrás escuchado sobre las virtudes
de las grasas Omega 3, un tipo de grasa poliinsaturada al

que atribuyen muchos beneficios de salud. Estos atributos surgen de la habilidad de las grasas Omega 3 de oponerse a los efectos negativos del Omega 6 como el AL y su producto final, el ácido araquidónico (AA). Pero la respuesta no es tomar una megadosis de Omega 3, lo que de por sí tiene consecuencias negativas, sino el reducir el consumo de AL y AA.

Cuando un exceso de ese tipo de grasa o aceite vegetal se usa en la alimentación de cerdos, pollos y pescado criado en granjas, aumenta de forma dramática la cantidad de AA y AL en la piel, grasa y huevos (¿huevos de cerdo?) y los órganos de estos animales. De aquí viene el gran aumento de AA en la dieta moderna del último siglo.

Basta con decir que este cambio dietético masivo ha sido significativo biológicamente. Ha cambiado la composición de las células humanas, tejidos, leche de teta, número y cantidad de células grasosas, niveles de inflamación, y más. Parece que estos efectos negativos son mitigados con el consumo de las grasas saturadas como el aceite de coco, cacao y grasa de mantequilla de productos lácteos, y claro, la misma mantequilla. No quiero decir que debes comer un dieta muy alta en grasas (eso ya lo he hecho, y estoy cansado todavía). Sólo debes usar esas grasas saturadas en vez de las que normalmente usas.

Sin embargo, no tomes esto demasiado en serio. Las grasas poliinsaturadas son endémicas en nuestra comida moderna y tendrías que aislarte extremadamente para evitarlas – algo que sería un problema más grave que simplemente tranquilizarte y hacer lo que quieras.

Simplemente recomiendo comer más pescado que no sea de granja, carne roja, y productos lácteos en vez de puerco y pollo, además de usar aceite de coco y mantequilla verdadera en la cocina en vez de aceite vegetal, mantequilla y/o manteca falsa. Quizás otra cosa sería no comer tantas comidas fritas con un montón de mayonesa cuando comas en restaurantes. No creo que este cambio tiene que ser un cambio que afecte de forma negativa tu estilo de vida. Haz pequeños cambios realistas. Creo que cosecharás ganancias a largo plazo haciendo eso. De lo contrario, no tomaría el riesgo de parecer a un gurú para informarte de esto. Y no, tu colesterol no subirá con este cambio para darte un ataque al corazón. ¿Cómo? ¿Sigues leyendo libros de salud de los años 80s? ¿Todavía estás viendo a Richard Simmons en Betamax?

Ahora que hemos aclarado la posible confusión sobre el último consejo, vamos a regresar a la lista de prácticas de comer sano.

— Comer comidas completas en un horario consistente, que incluye tentempiés o "snacks" si tienes hambre o frío en las manos y pies entre las horas de comer

Sean seis comidas al día o sólo una, la regularidad de tu hábitos de comer es positiva para la salud. Al cuerpo le encanta la regularidad y puede prosperar cuando la tenga. Aunque no pondría una alarma para fijar las horas de comer, es un buen hábito darle a la comida la atención que merece. Hagas lo que hagas, el tener un horario relativamente regular de comer (con flexibilidad —digo, sal con tus amigos a cenar por supuesto) cada día es importante — sobre todo para alguien con un historial de comer demasiado poco. Lo que más me gusta de esta práctica es que, para alguien que suele sobrepensar la comida, le da la oportunidad de un horario habitual. El comer en "autopiloto". Esto alivia mucho estrés porque simplifica la tomadura de decisiones, además de mitigar las obsesiones neuróticas.

Intenta hacer lo posible para remediar el caos alrededor de tus horas de comer. Yo, personalmente, me levanto y desayuno un banquete de carbohidratos en lo que será mi comida con más calorías del día. Mi comida del medio día suele tener más sal y carne que el desayuno, con comidas más pesadas y grasosas. Para la cena, como algo más ligero como sopa con pan tostado o una papa al horno. Desayuno a las 9am, almuerzo sobre la 1pm y ceno a las 7pm. Ya es rutina y sale sin mucho esfuerzo. Busca un horario de comida que funcione para ti y para tu estilo de vida y mantenlo, tomando "la hora de comer" muy en serio – no se te ocurra dejar de comer porque estás ocupado.

– Comer lo suficiente, ni más ni menos, para sentirte lleno y satisfecho

Como veremos más adelante, a veces la recuperación metabólica requiere comer un poco más de comida de lo que estás acostumbrado, hasta que tu metabolismo suba. Pero después, no hay ninguna razón para comer ni más ni menos de lo que te dicte tu apetito. La recuperación completa tiene que ver con la neutralidad ante la comida. Tu cuerpo guía tu consumo y evacuación de comida sin cálculos ni interferencia de tu parte. Simplemente deja que el cuerpo haga lo que está programado para hacer y quítate del medio.

Rápidamente aprenderás que tu cuerpo maneja todo mejor que tu cerebro. Si tienes hambre, come. Si estás lleno, para. Continúa así el resto de tu vida.

— Comer porciones de comida que te apetecen para cualquier comida, como cosas saladas, carne, caldo/gelatina, productos lácteos, verduras, comidas dulces, comida cruda, almidones, etc.

Un bufet (de self-service) sería el lugar ideal para comer todas tus comidas porque tiene una gran variedad de sabores diferentes, olores y texturas. Entonces podrías navegar honestamente, usando tus sentidos para encontrar lo que realmente te apetece comer. Eso te daría la oportunidad de comer lo que quieras, en la cantidad que desees. Los bufets tienen la capacidad de neutralizar, por la gran variedad de comidas, tus posibles obsesiones con ciertas comidas. Cuando hay acceso sin límites a todo lo que quieras comer, todo el tiempo, es posible perder tus obsesiones con las comidas muy rápidamente. En otras palabras, tu apetito se regula con las necesitadas de tu cuerpo, sin la interferencia de las restricciones o "el conocimiento de lo que es bueno o malo" en relación a la comida.

Además, encuentro que el combinar varios componentes de comida para llegar a tener una comida "completa" – con algo salado, algo carnoso, algo crujiente, algo de almidón, algo caliente, algo frío, algo dulce, algo caldoso… ofrecen grandes mejorías al metabolismo, la digestión, el estado de ánimo, y todo lo que se relaciona a los sistemas vitales. Mientras no podemos crear cada día un bufet con una gran variedad de comidas porque no es práctico, por los menos recomiendo que incorpores varios componentes en cada comida, con un énfasis particular en lo dulce, lo salado y los almidones – los comestibles metabólicos con más capacidad de quitar el estrés. Sí, estoy de acuerdo con combinar las comidas. ¡Combina cuantas comidas sean posibles! Y busca siempre la variedad para tener una dieta emocionante, refrescante y nueva.

– Poner atención en la reacción biológica básica (calidez/temperatura corporal en particular) para hacer cambios pequeños en tus hábitos alimenticios y proporción de varios tipos de comida.

En el mismo sentido, tus deseos o antojos por ciertas comidas son sólo una forma de tener información biológica-corporal para decidir lo que vas a comer, además de cuánto de las relativas porciones de diferentes tipos de comida que vas a comer. Por ejemplo, una sopa tipo "chili" de carne picada, tomate y muchos frijoles es picosa, carnosa y aromática. Es una sopa que da placer a los sentidos. Pero si yo como demasiados frijoles, mi estómago se inflará como un globo. Algo que suene rico no es el único factor para considerar. También posiblemente te vas a dar cuenta que el comer demasiada carne en comparación con los carbohidratos hace que tu pies se enfríen, o demasiada fruta en comparación con comidas con menos líquidos. Deja que esta información o reacción biológica corporal decida las porciones de las varias comidas que vas a comer.

Por favor, no te obsesiones con esto. Al empezar puede ser un poco neurótico – hay muchas cosas que determinan como responderás hacia una comida. Si has dormido muy mal la noche anterior, seguramente te irás abajo, comas lo que comas en el desayuno. Si solamente te enfocas en la comida, te volverás loco pensando en el por qué tu desayuno no "funcionó" para subir tu temperatura corporal y por tanto, sentirte bien. Asimismo, las reacciones biológicas pueden ser confusas. Una persona anoréxica se siente mejor si no come, por ejemplo, ya que para ellos/ellas, el comer una comida baja en carbohidratos o baja en calorías perpetúa un estado de adrenalina alto. Entonces, el comer causa una gran bajada en el estado de ánimo y en las temperaturas, además de problemas de digestión, acné, y todo lo que puedas imaginar. Algunas personas con trastornos alimenticios, para poder sanarse, necesitan comer de una forma que les cause un malestar terrible, por lo menos al principio. Pero al final, tu reacción biológica debe de ser un factor importante en la elección de la comida, pero sólo tú puedes decidir, y eso no es siempre una decisión fácil de tomar.

– Comer sobre todo comidas nutritivas como base de tu dieta, con libertad absoluta para comer comidas "basura" entremedio de las comidas y al antojo

Si estás saliendo de un régimen de comer sin alegría alguna, quizás sería bueno, por lo menos por un tiempo, comer sin límites, toda la comida basura que quieras. Eso está bien. Es posible que no te sentirás tan bien con este cambio tan fuerte, pero finalmente el hacerlo neutralizará estas comida que hayas demonizado. También permitirá que elijas comidas más sanas, no por obligación sino porque te gusta el sabor y que te hacen sentirte bien – la esencia de haber logrado una recuperación dietética completa. Desde luego recomiendo que comas comidas nutritivas como regla general. Yo como muchas sopas y verduras, y tomo jugos de frutas. Asimismo como un montón de productos lácteos y de fruta, de tubérculos, y de carne – ese tipo de cosas. Es obvio que necesitamos micronutrientes. Pero no hay ninguna comida "basura" que yo no tocaría bajo ninguna circunstancia. El tener una actitud tranquila delante del ambiente alimenticio moderno con su abundancia de comidas "basura" es algo positivo para la salud de uno. Si puedes pensar en las comidas nutritivas como la base de tu dieta y la basura como suplemento, creo que estarás bien.

También recomiendo tener en cuenta lo que es o no es nutritivo. El helado tiene el mismo contenido y perfil nutritivo que la leche de pecho humano. La pizza es extraordinariamente nutritiva. Es casi una sobredosis de calcio. Las hamburguesas con queso tienen muchos nutrientes. Pongo un huevo y dos onzas de leche en cada pedazo de pan francés que preparo cuando como en casa. No tienes que beber jugo de berza todo el día para conseguir nutrientes adecuados, y si lo haces, destruirías tu glándula de tiroides porque la berza es un bociógeno. No todo debe de regirse por la cantidad de nutrientes. E Interesantemente, algunos nutrientes, como el hierro, pueden hacer más daño que bien dependiendo de la persona. Así que come simplemente. No te preocupes tanto. No pienso que los problemas de salud en el mundo moderno sean causados por la deficiencia de nutrientes sino por una deficiencia metabólica. Y si no estás a dieta y te estás manteniendo en un mejor estado metabólico, usarás los nutrientes

MUCHO más eficientemente. Realmente no necesitas una dieta con altos niveles de minerales para mantener huesos y dientes fuertes o para lo que te hayan convencido que necesites.

— Beber líquidos cuando tengas sed, para satisfacer la sed (no para calentarse, ni para conseguir nutrientes como por ejemplo, preparando jugos –la única motivación debe de ser la sed)

El último de los hábitos, pero no el menos importante de la lista de cómo "comer" sano es el aplicar el mismo principio general de la comida a la bebida. Hablaremos sobre esto más adelante, porque es sorprendentemente significativo, particularmente para el ritmo metabólico – lo suficientemente importante como para escribir un libro entero sobre el tema: *Eat for Heat* (Comer para prender).

El encontrar un consumo adecuado de líquido – el total de todas las bebidas y fluidos encontrados naturalmente en las comidas -- se hace usando una combinación de la reacción biológica corporal y las pistas naturales (igual con el qué y el cuánto comes). La reacción que buscamos es el tener que orinar una vez cada cuatro horas durante el día y para nada por la noche, con un color amarillo cada vez que se orina. Puedes ajustar el consumo de fluidos para llegar a obtener estas metas.

Por supuesto, nuestra sed natural es un factor importante en la determinación de cuánto debemos beber. Si tienes sed, probablemente debes de beber algo. Si no tienes sed, probablemente no. Pero tenemos el hábito moderno de ir bebiendo durante todo el día. Los grandes aficionados a la salud lo tienen peor porque constantemente preparan jugos, toman batidos enormes y comen comidas con una alta composición de agua para rematar. Vayan con cuidado, ya que el sobreconsumo de líquidos hasta el punto de que la orina aparece clara, sin color, activa los sistemas de estrés (y típicamente hace que la temperatura corporal baje precipitadamente). También la boca seca es un síntoma común cuando se activa el sistema de estrés. Esto NO es verdaderamente sed, así que no se puede del todo confiar en el mecanismo de la sed como guía del consumo de líquido.

Pero como mínimo, no bebas un montón de líquidos cuando no tengas sed, ya que desencadena una espiral negativa. Si estás orinando en claro frecuentemente, probablemente necesitas COMER, no beber, y hacerlo de inmediato.

Supongo que esto concluye la sección de "cómo comer sano". Esta sección se concibe como una guía general y no como una obligación. No uses esta información para determinar qué comer. En vez de eso, reconecta con tu cuerpo —tanto con sus antojos para ciertas sustancias como la reacción de él ante ellas. Es importante también que sigas pensando que la calidad de tu vida en general va mucho más allá de tu dieta — algo que discutiremos con más detalles antes de terminar este libro. Pon tu dieta cada vez más en "autopiloto" con algunos de los métodos y consejos expuestos arriba.

Vamos a tomar un descanso de este rumbo conceptual de la comida para ahora poner nuestra atención en cómo evaluar el metabolismo y el qué hacer para rehabilitarlo si es necesario.

La evaluación metabólica

¿Cómo sabes si tu metabolismo está bien o mal? ¿Rápido o lento?

Bueno, yo te recomendaría que pensaras mucho más allá en relación a la glándula de la tiroides. Si quieres, puedes someterte a pruebas de sangre. O también puedes evaluar tu función metabólica. Es importante que sepas que tú tienes todas las herramientas e información para evaluar tu función metabólica sin hacerte pruebas. Estas pruebas de por si son engañosas, porque a veces muestran niveles normales de la hormona de la tiroides en una persona que tiene una temperatura baja de 96° F (35,55° C), y que al vez tiene estreñimiento crónico, pérdida de cabello, y manos y pies congelados – inclusive en climas cálidos.

Siempre digo que si todos los síntomas apuntan a un metabolismo bajo, o sea si luce así, huele así y habla así, a pesar de los resultados de una prueba de sangre, es así. Hay mucho más involucrado en un ritmo metabólico que solamente las hormonas de la tiroides como el leptin, el cortisol y la adrenalina. Es por eso que la suplementación de la hormona de la tiroides es tan poco efectiva comparada con lo que se puede lograr con la estrategias que discutiremos aquí.

El indicador externo más importante para determinar si tu cuerpo está usando energía en su máxima capacidad, o si está conservando energía y produciéndola débilmente al nivel celular, es tu temperatura corporal. La temperatura corporal, y un sentimiento en general de calor es una de las primeras cosas en desaparecer cuando el metabolismo empieza a bajar. Si estás en sobrepeso y te sientes calientito con tantas capas de gordura, no te engañes. El termómetro te contará una historia diferente.

Los mejores momentos para chequear la temperatura son:

- A primera hora de la mañana antes de levantarte de la cama
- Antes y después de comer para ver si sube o baja como reacción al comer
- Por la tarde/noche

Para hacer los chequeos recomiendo un simple termómetro que puedes encontrar en una farmacia o un supermercado.

Cuidado con no convertir esto en un hábito obsesivo. Te cuento que llevo más de UN AÑO sin chequear mi temperatura corporal. Pero si no sabes cuál es tu temperatura, y tienes algunos de los síntomas de un metabolismo reducido, es bueno que sepas cuál es tu temperatura corporal. Si resulta ser baja en una o más de las horas mencionadas arriba, o sea por debajo de 98° F o 36,7° C oralmente o de recto, sugiere un metabolismo algo mediocre – las temperaturas más bajas son más indicativas. Te recomiendo que experimentes un poco con la información que te doy en este libro para ver si la puedes subir. Según las experiencias de mis seguidores, tienes un 90% de posibilidad para subirla de manera significativa. Y esto se puede hacer en casa y sin ningún tipo de droga ni suplemento.

Es más importante que sientas calorcito en las manos y en los pies a que pongas tanta atención obsesiva en detalles insignificantes de qué comidas comes. La falta de calor en las extremidades nos dice dos cosas – o el volumen de tu sangre está reducido, causando una mala circulación (una señal de un ritmo metabólico reducido), o tu sistema del estrés está activado, lo que cierra los vasos sanguíneos y causa frío en los pies, manos, y la punta de la nariz. Ninguno es bueno, y ambos casos se asocian o con la vejez o con tener un metabolismo tocado o reducido. Si encuentras que tus manos y pies están fríos casi siempre, tanto que puedan cambiar de color, esto también es una señal de tener un ritmo metabólico reducido.

Aquí van algunas otras señales de un metabolismo que está funcionando a un nivel reducido de lo que se considera como óptimo. Puede ser que tengas algunas pero no otras. Sugiero que hagas una balanza o una suma de los que tengas para averiguar si tu metabolismo está bien o mal. Y no, el ser delgado o gordo no tiene nada que ver con tu ritmo metabólico necesariamente. Los ritmos metabólicos más bajos se encuentran típicamente en los que tienen una delgadez extrema, no en los que están en sobrepeso. Igualmente se puede haber acumulado algo de peso demás y haber entrado en un estado metabólico óptimo. El peso es irrelevante para el trabajo metabólico a hacerse. En fin, probablemente tengas ya algunas sospechas sobre los síntomas comunes que las personas observan cuando notan que tienen un ritmo metabólico reducido (y que notan mejorías cuando se sube)…

- Las partes exteriores de las cejas delgadas
- El cabello y pelo corporal seco, fino y de crecimiento lento
- Uñas rotas, secas y lentas en crecimiento
- La imposibilidad de dormir toda la noche sin despertarse – normalmente entre las 2-4am
- Evacuaciones intestinales lentas, con una tendencia hacia el estreñimiento
- El sentirse hinchado después de comer; la comida se siente como una piedra en el estómago
- Libido y función sexual baja (disfunción eréctil en los hombres y sequedad vaginal en las mujeres)
- Trastornos del humor como la ansiedad y la depresión
- El orinar frecuentemente
- La sed excesiva/boca seca
- Mente espesa, falta de poder concentrarse
- Muchas alergias e hipersensibilidades
- Piel seca, particularmente en las pantorrillas y en las manos
- Letargo --ningún deseo de hacer actividad física

  – La caída o adelgazamiento del cabello y del pelo
    corporal

Dicho de otra forma, el tener el metabolismo bajo te
hará sentir como un perezoso. Pero se puede manifestar
de otras formas. Todo sistema en el cuerpo está
conectado con la producción energética al nivel celular.
Esta lista simplemente demuestra algunos síntomas que
las personas experimentan normalmente cuando el
metabolismo no está funcionando óptimamente.

Tampoco tienes que hacer necesariamente una
"dieta" para llegar a tener un ritmo metabólico
reducido. El estrés también es causa de un ritmo
metabólico rebajado y hay infinitos tipos de estrés – el
hacer dietas es simplemente un enfoque particular mío
desde que entré en este mundo retorcido de intentar
decir a la gente qué comer.

No importa tu historia personal, o cómo llegaste a
tener un ritmo metabólico reducido (mucha gente lo
tiene por factores hereditarios), sigue siendo importante
que estemos en la misma página para poder definir una
función metabólica buena y sana.

Básicamente, quiero que todos ustedes puedan salir
bien en los siguientes parámetros. Estos parámetros
representan sistemas muy básicos en nuestros cuerpos.
He encontrado, como consejero de salud de decenas de
miles de personas y también de cientos de clientes
particulares, que cuando hay una gran mejoría en
algunas de estas áreas básicas que mencionaré a
continuación, se suelen resolver o mejorar una buena
cantidad de problemas de salud. Esto pasa, a pesar de
no tener una aparente conexión con otros problemas de

salud. Las siguientes áreas son las que tengo como enfoque en mi trato con los clientes. Puedes considerar esta lista como metas para mejorar el metabolismo y la salud. En otras palabras, les quiero ver a todos...

– con una temperatura corporal (oral, rectal, o del oído) de por lo menos 98° F (36,7° C) todo el día, con subidas después de las comidas o más tarde en las noches de más de 99° F (37,2° C). La temperatura ideal en mi experiencia es alrededor de 99° F (37,2° C) todo el tiempo, pero esa es la más óptima. Al menos debería de estar siempre por encima de 98° F (36,7° C)

– con manos y pies calientes la gran mayoría del tiempo. Por supuesto, hay ocasiones cuando hace frío, cuando caminas por suelos fríos de azulejos, etc. Muy pocas personas son capaces de mantener las extremidades calientes TODO el tiempo. Aun así, intenta mantener tus extremidades calientitas (con un buen flujo de sangre, ¡no con tres pares de calcetines y botas UGG!)

– teniendo por lo menos una gran evacuación intestinal al día, mejor aún dos o tres, que sean sustanciosas, de consistencia suave y rápidamente expulsada sin hacer esfuerzo alguno

– durmiendo profundamente 8 o más horas seguidas SIN DESPERTARTE para orinar o demás. El momento más común para despertarse es de 2 a 4am cuando la adrenalina está en su punto más alto. Mientras más bajo esté el ritmo metabólico, más alto estará el nivel de adrenalina porque el metabolismo y el estrés son rivales. Hay una constante pugna entre ellos. Si sube lo suficiente, te despiertas. Si empeora esta situación de estrés y la gran producción de adrenalina en la noche, empezarás a sentir ansiedad, palpitaciones de corazón, una mente acelerada y no podrás volverte a dormir. Así que el sueño ininterrumpido es un buen indicador del estado metabólico y debería de ser la meta de todos. Además, podríamos decir que el sueño es una actividad pro-metabólica por excelencia.

— orinando una vez cada 4 horas, más o menos – (si te obsesionas con esto, ¡te mato!) durante el día y para nada por la noche. Cada vez que orinas, deberías de tener un color amarillo consistente o un poco dorado (no de color claro, verás que la temperatura corporal muchas veces baja demasiado cuando la orina se aclara). Ninguna micción debería de ocurrir acompañada de un sentimiento urgente de tener que orinar, haciéndote sentir que tienes que ir corriendo al baño para no mojarte el pantalón (lo cual es un síntoma de una reacción de estrés).

Intenta conseguir todas estas condiciones mencionadas aquí y observa hasta donde te llevan. Si pasas suficiente tiempo en este estado óptimo de metabolismo, las mejorías de salud prácticamente se garantizan. Por supuesto, hay otros parámetros en los que podemos enfocarnos. La libido y la función sexual son un biomarcador muy importante para un buen metabolismo. Para las mujeres, un ciclo menstrual regular sin Síndrome Premenstrual ni cólico también es un marcador fantástico. Dientes fuertes y con menos sensibilidad, inclusive cuando comes comidas dulces es también un indicador positivo. Podría poner una lista tan larga que te olvidarías de todos los parámetros. Imagínate, ¡el capítulo de Mark Starr señalando los síntomas de un ritmo metabólico lento contiene 85 páginas!

Es importante llegar a reunir todos los parámetros para tener una buena salud que, a su vez, sea fácil de seguir y de monitorear.

Ahora vamos a hablar de un acercamiento multifacético para lograr estos cambios tan fundamentales en la salud.

El descanso y la re-alimentación

Para la mayoría de las personas, incluso las extremadamente delgadas por tener un trastorno alimenticio, la receta para rehabilitar el ritmo metabólico, e inclusive mejorando lo que era normal para uno, es simplemente descansar y comer. Se necesita mucho de ambos. El superávit es un buen concepto. Ojalá la fórmula fuera más complicada o exótica para que pudieras tener más fe en tener resultados mágicos. Realmente muchos de los diagnósticos médicos supuestamente complicados, son increíblemente sencillos. No todos, por supuesto. No digo que habrá milagros, ni que la comida y el descanso sean suficientes para todos. Pero son necesarios para que la mayoría logre un progreso significativo. El progreso es otro buen concepto. Intenta progresar sin entrar en el perfeccionismo ni ninguna utopía. De otra forma, te decepcionarás con mi programa y con cualquier otro libro, protocolo, programa y sustancia que prometa una buena salud.

¿Qué cantidad de descanso? Bueno, lo máximo posible para no ser despedido de tu trabajo. Me refiero sobre todo al dormir, pero generalmente el estar tranquilo mientras estés despierto también es bueno. No te digo que guardes cama porque te aburrirás. Sin embargo, si trabajas muchas horas en un ambiente frenético, o si haces mucho ejercicio (o inclusive poco) o simplemente si te cargas de estrés, ralentizarás y sabotearás el proceso de recuperación

Quiero enfatizar la palabra "superávit" otra vez. Al principio, no sólo recomendaría intentar dormir bien, sino dormir una cantidad de horas considerada fuera de lo normal. Diez horas te saneará antes que ocho. Las siestas son muy buenas también, al menos que te afecten el sueño por la noche.

Debería de ser como si te estuvieras dando unas vacaciones de *spa*. Claro, y sé que no todos van a poder hacer esto en sus vidas. Entre los hijos, el trabajo y el ir y venir de la vida normal, esto no sería práctico. Pero es bueno por lo menos identificar lo que sería ideal con la meta de una rehabilitación del metabolismo en mente. Inclusive pequeñas cosas como un descanso de 5 minutos para relajarse y aclarar la mente es algo, y podría ser más significativo de lo que pudieras pensar.

Se recomiendan también otras maneras que te podrían ayudar a conseguir este estilo de vida "tipo vacaciones *spa*" durante el proceso de sanación. Los masajes, la música relajante, la meditación, los estiramientos ligeros, baños cálidos, el tomar el sol, paseo de exploración en la naturaleza, la respiración relajante, fogata en una chimenea, el vaguear por casa en ropa cómoda, el acurrucarse, el acostarse cuando se pueda, el leer algo (no libros de salud y nutrición) – lo que sea para que tu cuerpo y mente se calmen y entren en un estado de relajación.

Te dejaré la libertad para averiguar lo que es bueno para ti, lo que es práctico o no, lo que es relajante o no, etc. Lo más importante es tener una mentalidad de auto-cuidado, y el abandonar completamente la idea de que tienes que hacer algo productivo y agotador, u obligarte a hacer algo cuando no tienes ganas de hacer nada. No necesitas darle discursos motivacionales a tu conciencia. Deberías entrar en un estado desmotivador y tomártelo con la mayor calma posible. Está bien descansar; está bien ser un perezoso. Tienes más que suficiente tiempo en el futuro para conquistar el mundo físicamente, mentalmente y vocacionalmente – y lo podrás hacer en un estado sano en vez de en un estado estresado, tenso, enfermo y muerto de hambre.

No te desanimes, ni te sientas culpable por no haber progresado si pasaste el día siendo masajeado, durmiendo 10 horas al día, y observando pajaritos en el parque. Todavía puedes sanarte incluso con 6 niños corriendo por la casa y sin ser rico ni ver a ningún pájaro exótico. Solamente necesitas un poco más de tiempo y concentración.

Para la parte de la realimentación, entraré en más detalle…

Mis obras anteriores estaban muy influenciadas por una fe religiosa en las comidas nutritivas, sin refinar y completas, como lo más importante para la salud. No tengo ningún problema para comer esas comidas. Pero he encontrado que funcionan mejor las comidas que más satisfacen el alma, que liberan y que son totalmente apetitosas, cuando se disfrutan de una forma sensual y sin sentimientos de culpabilidad. No hay que complicarse ni tener pensamientos más allá de "¡diablos, qué rico Tiramisú!". Estas comidas funcionan mejor para subir el metabolismo, para bajar el estrés, y te ayudan a reparar tu relación con la comida y contigo mismo. Simplemente come la comida que más se te antoja, con más enfoque en la experiencia sensorial de los exquisitos sabores y lujosas texturas. Hay que tener menos intelectualismo nutricional ya que fomenta el pensar que hay una jerarquía de las virtudes de ciertas comidas frente a otras.

Irónicamente, mientras más lento es tu ritmo metabólico, más terapia ofrecen las comidas "basura". Lo que la gente considera comidas placenteras son las que tienen mucha grasa y carbohidratos, refinadas, densas calóricamente con un bajo contenido de agua y son fáciles de digerir. Hablaremos más sobre la importancia de estas cualidades más tarde. Y, mientras te vayas sanando con las comidas que no estén en la lista de ningún gurú de salud, luego te graduarás y querrás comer una dieta más cercana a lo que se considera una "dieta sana". Pero no llegarás a esa dieta sana con una voluntad de hierro ni con restricciones ni perfeccionismo. Llegarás a preferir comidas con menos densidad calórica una vez que tu cuerpo tenga un superávit de calorías para hacer su trabajo de reparación.

Ahora algunas cosas específicas, para que no te sientas totalmente sin guía sobre el qué comer. Yo no le digo a nadie lo que debe de comer, y quiero darte tanto poder como sea posible para tomar tus propias decisiones. Pero esta política mía, para alguien que está acostumbrado a comer una dieta espartana de comidas sanas, puede resultar confuso y causar ansiedad, mas no liberación.

Así que, entremos en el tema...

Nada de lo que digo a partir de ahora en adelante debería de verse como una receta para seguir a pie de la letra. Te recomiendo que tomes tantas libertades como quieras, inclusive enfrentándote directamente a tus demonios alimenticios y comiéndolos con valor y resiliencia. Se pretende que las pautas que siguen y las comidas específicas que se mencionan sean una ayuda conceptual, para entender mejor cómo se vería una dieta para acariciar y animar al metabolismo – lo cual tú puedes adaptar a tus preferencias (claro, preferencias de gusto y no de haber tenido una diarrea de información de salud salpicada sobre tu cerebro).

Al despertar, come carbohidratos de rápida absorción, lo más pronto posible. Algo como un hojaldre, pedazo de pastel o tarta, o un pan tostado con mantequilla salada y mermelada con un leche entera endulzada – o café débil mezclado con leche entera y mucho azúcar. En la mañana es cuando la hormona principal del estrés, el cortisol – está en su punto más alto. El ingerir carbohidratos de forma rápida empieza a bajar el cortisol durante este momento crucial. Recuerda, no has comido en mucho tiempo, lo que es algo muy estresante para alguien con un ritmo metabólico lento. Generalmente, mientras más fuerte tu metabolismo, más tiempo puedes ir sin comer. Por lo contrario, mientras peor tu metabolismo, más frecuentemente debes de comer. Yo concibo a este periodo mañanera de la misma manera que el mundo nutricional establecido concibe al momento después de hacer ejercicio ya que, hormonalmente, es muy similar. Las hormonas del estrés están en su punto más alto, al cuerpo le falta glucosa, etc. Mientras más rápido pueden apagar ese fuego, mejor. Es por eso que las fórmulas que se consumen post-ejercicio contienen maltodextrina, maíz de cera y otras sustancias de las más altas en el índice glucémico. Los almidones de rápida absorción (pan, panqueques, tortillas, cereales, papas, papas fritas – algo así) con algo dulce (azúcar, mermelada, jarabe, fruta, jugo) juntos es una buena combinación para lograr el objetivo de apagar el fuego hormonal del estrés.

Todavía por la mañana, desayuna fuerte y sustancioso, con énfasis en los carbohidratos. Intenta averiguar realmente lo que te apetece para esa comida. Podría ser panqueques de chispas de chocolate o pastelitos o pan francés con fruta o jugo. O, podría ser algo como bistec con huevos y un vaso de leche. O quizás algo fuera de lo común como helado con jarabe de chocolate y un perrito caliente. Tendrás que averiguar lo que te vaya mejor. Ten la libertad de elección e intenta que sea comida de mucha densidad calórica y que dé calor. Hablaremos más adelante sobre cómo estructurar tus comidas para que tengan un efecto neto de calentamiento más adelante (puedes comer 2,000 calorías de naranjas para desayunar y estar muerto de frío después, por razones que veremos más adelante.) Come hasta que no puedas más. (Sé que el horario de muchos no les permite comer a lo grande por la mañana, y sí, sé que uso los paréntesis de forma excesiva. Tranquilo, hombre).

El propósito de comer a lo grande por la mañana es para calentar el cuerpo lo más pronto posible para el día. La gran mayoría de la gente (no toda) tiene temperaturas muy bajas, con las manos y los pies muy fríos durante las primeras horas del día – con tendencia a sufrir una bajada de ánimo y sentir frío a media mañana. El desayunar mucho con bastantes calorías es una buena forma para lanzarte a un estado metabólico mejor durante estas horas críticas. Es más fácil que te puedas mantener en un estado de temperaturas altas una vez que hayas logrado el empujón inicial para llegar a temperaturas más altas de 98°F (36,6°C).

Come comidas rutinarias, que lleguen a calentarte en un horario regular para el resto del día, poniendo énfasis en lo que yo llamo las sustancias anti-estrés – sal, azúcar y almidones. Esta es la trinidad sagrada de la comida que deberías de intentar combinar de forma religiosa dentro de tus posibilidades. A esa combinación puedes añadirle algo de grasa saturada. La grasa es necesaria porque añade densidad calórica a la comida y la hace mucho más sabrosa, ambas cualidades te llevan a un mayor consumo de calorías. Son las calorías, desde luego, lo que suben el ritmo metabólico.

Con comidas rutinarias, me refiero a crear tiempos consistentes para comer lo mejor que puedas y mantener los horarios de comida. La comida merece suficiente atención para que le des su hora un par de veces al día – no solo cuando sea conveniente, sino cuando sea la hora de comer. La fórmula más fácil para lograr esto es crear regularidad al desayunar, comer y cenar. Los horarios de comer son muy importantes para los que quieren subir el metabolismo desde abajo. Para ti, podría ser una tostada con mermelada a las 7am, el desayuno a las 8am, la comida a la 1pm y la cena a las 7pm. Lo único que pido es que no dejes de comer ninguna comida. Una persona sana lo puede hacer de vez en cuando pero es posible para ti ya que no estás todavía a ese nivel.

Come tentempiés cuando sientas frío en tus manos y pies. Los tentempiés ayudan a mantener la temperatura alta durante el día. Las comidas, si son lo suficientemente grandes, deben hacerte entrar en calor. Pero este calor posiblemente no dure. Después de una hora o dos posiblemente notes que el calor se disipó y las manos y los pies entraron en frío otra vez. Entonces, come un tentempié, el cual combine las sustancias anti-estrés como la sal, el azúcar y el almidón. Como, por ejemplo, unos "pretzels" o galletas saladas con pasitas. Un par de dátiles con una rebanada de queso. Queso con galletas de sal con un poco de refresco. Eso es todo lo que se necesita. Inclusive si no se te calientan mucho las extremidades, de todas formas estás mitigando el estrés en el cuerpo.

Otras pistas que se presentan cuando el sistema de estrés se activa y hace que los tentempiés sean importantes son los síntomas como la vista borrosa, cambios en el estado de ánimo, mareo, el tener urgencia para mear, el orinar frecuentemente, la boca seca y cualquier otra cosa que hayas observado cuando pasas demasiado tiempo sin comer.

No tomes demasiados fluidos. Esto incluye todos los fluidos presentes en comidas y bebidas. Una manzana, por ejemplo, no es una bebida, pero contiene el mismo líquido de un vaso de agua. El fluido excesivo es un problema para la temperatura corporal, y es por eso que las comidas de gran densidad calórica que no se consideran como "comidas sanas" son buenísimas para la rehabilitación metabólica. Con la subida del ritmo metabólico aumenta la necesidad de tomar más líquidos y, a su vez, la habilidad de tu cuerpo para lidiar con estos fluidos sin bajar las temperaturas corporales por los suelos.

Al principio, lo mejor es beber según la frecuencia de la micción y el color de la orina. Intenta orinar una vez cada cuatro horas durante el día y para nada por la noche, y siempre de color amarillo. Para lograr eso, incrementa la cantidad de calorías y sal comparada con los fluidos al principio. Una vez salido del agujero metabólico, es mejor regir los fluidos según la sed de uno, ya que con la subida de la temperatura corporal, la sed también incrementa. Obedece a la sed de un metabolismo alto, o tendrás problemas con piernas inquietas y dolores de cabeza severos en las tardes.

Hablaremos más de esto en el capítulo a continuación, ya que este concepto puede ser algo confuso, pero es muy importante captarlo. Ayuda a hacer este proceso más eficiente, rápido y preciso. Incluyo, a continuación, un capítulo entero de mi libro *Eat for Heat*, en el cual discuto, de forma exhaustiva, el papel del equilibrio de los fluidos en el metabolismo para explicarlo mejor.

Estas son las cosas básicas en cuanto a cómo subir o acelerar el metabolismo con la comida. No es muy exótico. No se necesita huevos fermentados de piraña ni otros "superfoods". En realidad, es posible adelantar mucho en este proceso sin prestarle tanta atención a esta lista expuesta. Si dejaras este libro ahora mismo y te dedicaras a dormir más, des-estresarte, tomar un descanso del ejercicio duro y comer lo que quieras de las comidas deliciosas que te quieras cuando te apetezca, podrías llegar a recuperarte.

El último consejo que tengo para ti es bastante básico y debe de haber estado implícito en lo que hemos visto ya, pero que debe de recalcarse de la forma más clara y simple como sea posible – come mucho de todo. Cuando, por primera vez desarrollando un protocolo para subir el metabolismo con viñetas bonitas y todo, nosotros (lo que quiere decir yo y mis participantes más echados para adelante) empezamos a referirnos al protocolo como "La Dieta Mucho de Todo" o HED, "High Everything Diet" en inglés. Claro los nombres así son divertidos y los acrónimos aún más. Como obviamente hacen falta más acrónimos, pues sentí la necesidad de añadir uno más.

Pero la dieta "HED" implica lo que dice, mucho de todo. En un mundo obsesionado con etiquetas tipo bajo en calorías, bajo en carbohidratos, bajo en grasas, bajo en eso y en lo otro – el concepto se entiende mejor. No hay que restringir nada. Cómelo todo. Come todos los carbohidratos, grasas y proteínas que quieras. Claro, según tus preferencias, comerás más de una cosa que de la otra (recomiendo ir más hacia los carbohidratos si es posible, pero creo que, realmente, es más terapéutico ir hacia lo que te faltaba en la última dieta que hiciste), lo importante es no limitar ni restringir.

Come sal. Y dulces. Y carne. Y verduras. Y raíces. Y granos. Y productos lácteos. Todo lo que desees comer. Llena todos los "tanques de gasolina," especialmente los que dejaste vacíos después de tu última aventura dietética.

Sobre todo, come muchas calorías. Algunas personas, según veo, no lo logran aun comiendo lo que quieren o inclusive un poquito más. Cuando uno tiene un metabolismo por los suelos junto con una historia de trastornos alimenticios, las verdaderas cantidades de calorías consumidas se distorsionan.

El proceso tiene que ver con un superávit de calorías para la reparación. Gwyneth Olwyn de www.youreatopia.com, un sitio que se dedica a la recuperación de patrones restrictivos de comer con diferentes grados de severidad, resume muy bien esta idea...

"La recuperación es lo opuesto del hacer una dieta. Cuando haces dietas, creas un déficit calórico, lo que hace que tu cuerpo tenga que compensarlo usando energía guardada en grasa, huesos, músculos y órganos. Pero con la recuperación, tienes que proveer no solamente suficiente energía para rellenar los tejidos grasosos, sino que también se requiere más energía para corregir el daño fisiológico persistente".

"Cuando comes todos los días el mínimo de calorías (o muchas más cuando te dé por hacerlo), no te quedarás en un estado cuasi-recuperado, lo que te llevará a una recaída a los ciclos viciosos de restricción/reacción en los hábitos alimenticios".

Entonces, aunque odio hablar de números cuando realmente lo que quiero es ver a todos dejar de contar calorías, carbohidratos o inclusive que no piensen en qué o cuánto están comiendo para llegar a una recuperación completa, al principio del proceso los números de calorías tienen una función.

Todos tienen su propia manera de calcular los requisitos calóricos. Lo más importante para asegurar el éxito es ir un poquito más allá de las necesidades básicas para lograr un superávit que estimule el metabolismo. Esto es lo que yo he encontrado, basándome en los reportajes de otros, mi propia experiencia, y cálculos que he visto en otros lados...

Dado que tenemos diferentes niveles de masa muscular, es mejor que todos, como base, estimen su peso corporal con muy poca grasa. Esto obviamente no será preciso, pero muchas personas tienen una idea de cuál sería su peso ideal (aunque, cuando añades mucha masa muscular, de hueso y de órganos y más durante este proceso, verás que te verás súper bien, incluso mejor que antes y mucho más esbelto con un peso mucho mayor del que esperabas).

Toma este modelo hipotético, estimamos una composición ideal corporal en libras – vamos a decir 150 libras (68 kg) ya que es el promedio, y multiplícala por 20 si eres mujer y 23 si eres hombre.

$$150 \times 20 = 3.000$$
$$150 \times 23 = 3.450$$

La razón de la diferencia entre ambos géneros es que un hombre y una mujer de esbeltezas razonables, tienen diferentes composiciones corporales. Un hombre debería tener más masa muscular y menos grasa corporal, y entonces éste tiene necesidades metabólicas un poco mayores que las de la mujer, inclusive si pesan lo mismo. Sin embargo, para decir la verdad, y mucha gente sabe esto por intuición, las mujeres tienen ritmos metabólicos más altos que los hombres cuando se ajusta a una escala de esbelteza por peso. Vamos a hablar claros, son mucho más impresionantes las mujeres. No, en serio. Las mujeres pueden llegar a temperaturas más altas que los hombres – lo que coincide con la ovulación y la entrada en la segunda mitad del ciclo menstrual. Yo inclusive fundé un club de chicas "hot" para las mujeres con más de 99°F (37,2°C) de temperatura corporal. Además, muchas mujeres que yo conozco pueden comer lo mismo que yo, a pesar de tener menos masa muscular esbelta que yo. Y hay que decir que mi metabolismo, que no es sobrehumano, tampoco es lento.

En fin, estos cálculos deben de servir para saber la CANTIDAD MÍNIMA que uno debe de consumir en el camino hacia la mejoría metabólica. Con comida deliciosa, no es difícil. Y tampoco dejaría de comer estas calorías una vez que suba tu temperatura. En cambio, me gusta ver a la gente trabajar en temas de fuerza corporal y niveles de forma física mientras continúen una alimentación que sobrepase un poco sus necesidades básicas.

Si estás consumiendo muchas más calorías que las anteriormente recomendadas, bien. Es natural que veas una subida rápida del apetito mientras empiezas la realimentación si es que estás saliendo de un estado restrictivo de haber hecho dietas. Un gran apetito empieza a bajar lentamente cuando se normaliza la temperatura corporal. Y si no es así, no pasa nada. El cuerpo maneja muy bien un superávit de calorías, a través de aumentar la cantidad de excrementos durante la eliminación, de subir la energía física y los movimientos pequeños musculares, de aumentar el calor corporal, y el de aumentar la capacidad y deseo de hacer ejercicio. Algunas personas reportan que comen 8.000 calorías al día de forma consistente, sin subir de peso y sin hacer nada especial para quemarlas.

Inclusive me escribió una mujer que pesa 120 libras (54 kg) y que come entre 3.500-5.000 calorías al día. Su cuerpo es capaz de mantener un peso constante de 120 libras sin cambios.

Y si resulta que tienes más de 30 años, probablemente consumirás menos calorías porque tu metabolismo no está tan alto como cuando eras joven, y hay una bajada natural del metabolismo con la edad, lo cual no se puede evitar. Procura comer lo suficiente para subir la temperatura. No te sientas rebasado ni preocupado por tener que comer 4.000+ calorías al día. Lo más probable es que tengas éxito con muchas menos. Pero no te pongas necia con esto, pensando que tienes demasiados años y que este programa no te va a funcionar, por ejemplo, para mujeres en la posmenopausia con sus "necesidades únicas hormonales".

Simplemente, ¡come!

La otra cosa que posiblemente quieras cuantificar son los carbohidratos. Para determinar el MÍNIMO nivel de carbohidratos, toma tu mínimo nivel de calorías que calculaste arriba, y divide ese número por ocho.

Para mí eso sería...

$$200 \times 23 = 4.600$$
$$4.600/8 = 575$$

Ese 575 es el número mínimo de gramos de carbohidratos por día necesarios para una recuperación óptima, y es igual al 50% de mi consumo total de macronutrientes. Pero como ya dije, prefiero ver a la mayoría de la gente con un consumo algo más alto de carbohidratos, dadas las propiedades superiores del azúcar y los almidones para la recuperación metabólica. El 60% de carbohidratos podría ser mejor que sólo el 50% de tu consumo total. En mi experiencia, el intentar sobrepasar el 60% resulta en una dificultad para disfrutar la comida a la vez de consumir las calorías adecuadas. Claro, inténtalo si quieres.

Un último punto para destacar en este capítulo en cuanto a la re-alimentación es: si tu metabolismo está bastante fuerte y bien y no tienes síntomas ni señales de un metabolismo bajo y tu temperatura corporal es normal o cerca – probablemente no sería una buena idea subir muchísimo tu consumo de calorías a propósito y con ganas. El hacer una fase de realimentación es tremendamente terapéutica para los que lo necesitan, pero no para los que no. No creo que haga daño a nadie subir un poco sus calorías para llegar a un superávit, pero no lo hagas si no lo necesitas.

Simplemente come bien, evita el dejar de comer y el hacer dietas creyendo, de forma inocente, que te adelgazará a la larga. Come hasta llenarte cuando tengas hambre, con consistencia, tomando tiempo durante el día para comer –o sea, lo básico.

Perfeccionando el consumo de líquidos

Vivimos en un mundo donde todos, desde tu médico hasta tu nutricionista local, e inclusive los atletas creen que el agua sólo debería de ser consumida en grandes cantidades todos los días. Mientras que personas muy sanas pueden ingerir líquidos más allá de sus necesidades fisiológicas sin hacerse daño, las instrucciones generales de tomar 8 vasos de 8 onzas (236ml) de agua al día es malo e inclusive peligroso para alguien con un metabolismo muy comprometido.

Cuando el ritmo metabólico es lento, el consumo de fluido debe de bajar. Si bajaste mucho peso con una dieta, tu consumo de fluido debe de bajar en proporción con la bajada de tamaño. Pero más importante aún – cuando el metabolismo es lento tu cuerpo desgasta sal. Y también lo que se llama la "regulación osmo", se compromete de forma significativa también. La "regulación osmo" es la capacidad de tu cuerpo para manejar bien los niveles de electrolitos en tus fluidos.

¿Qué significa todo esto?

Tiene que ver con el asegurar que estás tomando la cantidad correcta de líquidos, porque si bebes demasiado, caes en el riesgo de tener síntomas pronunciados de una dilución de los fluidos corporales. Este estado aguado se conoce formalmente como "hipoatremia", o el tener demasiada agua en proporción al sodio en la sangre. Pero la sangre no es el único lugar donde aparece. Comúnmente veo a gente sufriendo de síntomas de hipoatremia todo el tiempo, con o sin un examen de sangre para confirmarlo. Estos síntomas suelen ser los mismos que con la hipoglicemia, y creo que la hipoatremia, o niveles bajos de sal, es mucho más común que tener niveles de azúcar bajos.

Aquí van algunos síntomas comunes de la hipoatremia. Recuerda que si orinas en claro, frecuentemente, y muchas veces por la noche, y sufres de lo que se conoce como síntomas de bajo metabolismo – esta orina aguada representa la totalidad de tu fluido extracelular, incluyendo tu sangre, siendo muy, muy aguado...

De la Clínica Mayo, van algunos síntomas de la hipoatremia...

- Nausea y vómito
- Dolor de cabeza
- Confusión
- Perdida de energía
- Fatiga
- Inquietud o irritabilidad
- Debilidad muscular y tirones musculares
- Convulsiones

A estos síntomas se le pueden añadir otros muchos que están relacionados con la hipoatremia o la intoxicación de agua, como se conoce también, como la visión borrosa, orinar con frecuencia, migrañas, frío extremo en las manos y pies, ansiedad, pulso rápido o irregular, entre otros. El perfeccionar el consumo de líquidos no es algo que haces basándote en una fórmula o gráfica. No hay ningún lugar a donde te puedas dirigirte para calcular esto. En cambio, como ya mencioné (como por lo menos 3 veces para que no te olvides), deben tomar la cantidad de fluidos que te lleva a orinar un vez cada cuatro horas, más o menos – siempre con un buen color amarillo.

Sí, sé que te han dicho que debes tomar un montón de agua, y que tu orina debe de ser clara. Esa es una de las peores bromas sobre la salud que jamás nos han contado al público en general. Si la concentración de la orina es baja, por debajo de un cierto nivel en animales, como mascotas o caballos, el veterinario lo toma como algo serio y asume que algo está mal con el animal. Por lo contrario, los humanos estamos intentando llegar a una menor concentración de orina con el consumo tan alto de agua, lo cual nos hace daño – resultando en una temperatura corporal baja y todos los síntomas que lo suelen acompañar.

Por supuesto, no es solamente el agua que encuentras en una botella o un vaso que te debe de preocupar. El agua está en todas partes – desde las ensaladas hasta el té, desde la pizza de pepperoni hasta la sandía. El exceso de agua de cualquier fuente es anti-metabólica, y el tomar demasiada puede, literalmente, prevenir una recuperación completa y el llegar a una temperatura normal o más alta.

Por eso, creo que vale la pena que estés al tanto, especialmente para los que necesitan una recuperación seria (quizás tengas un trastorno alimenticio serio), de la cantidad de calorías que comas en proporción a la cantidad de fluidos que ingieres. Generalmente, comida con una proporción más alta de calorías comparada con el contenido de agua, será más estimulante metabólicamente.

Pensemos en el helado, por ejemplo, que tiene como 1.000 calorías por pinta (473ml). La leche desnatada tiene 1.000 calorías por 3 cuartos/litros. Si comes 1.000 calorías de helado tu temperatura corporal subirá y te sentirás más acalorado. Pero si te tomas 1.000 calorías de leche desnatada, te dejará muerto de frío, y tu temperatura corporal bajará de forma sustanciosa – lo que coincide con manos y pies fríos, el sentirse realmente mal y quizás tener síntomas serios de hiponatremia (falta de sal), y por supuesto, orinar frecuentemente y con orina clara.

Es por eso que digo que mientras más concentrada y densa calóricamente es la comida, mejor funciona para mejorar el estado de salud de una persona con el metabolismo bajo. Yo creo que es importante incluir aquí por lo menos una gran parte de un capítulo del libro *Eat for Heat* – capítulo titulado "Comida que calienta vs Comida que enfría". Este capítulo te ayudará a estructurar tus comidas y tentempiés para lograr un efecto de calentamiento – el subir inmediatamente la temperatura de las manos y pies de forma significativa. También contiene una discusión importante sobre las

bebidas, de las que todavía no hemos discutido
mucho…

Comida que calienta, comida que enfría

Como digo a menudo...
"Puedes comer una pizza entera, pero si te tomas un galón de agua junto con la pizza es probable que tengas muchísimo frío y estés orinando muchísimo después de una hora. Ahora, si comes un pedazo de pizza con unos buches de bebida, te sentirás calientito después".

Se puede ver el concepto básico en juego aquí, y puedes experimentar con esto un poquito para comprobarlo si quieres. La idea central es la manipulación de la proporción de comidas a bebidas. Creo que, si empiezas a jugar con esto, será más obvio. De la misma manera, también digo algo así como...

"Si, al despertar, te comes un cuenco de avena aguada junto a un vaso de leche y tres pedazos de sandía, estarás muerto de frío y orinando toda la mañana".

Esto sucede porque el contenido de líquidos es muy alto – especialmente en proporción a la cantidad de sal en un desayuno así.

O...

"No importa la cantidad de sandía que comas, pero que sepas que nunca podrás entrar en calor. La cantidad de calorías y sodio en proporción de contenido de agua lo vuelve imposible".

Lo que quiero decir es que algunas comidas calientan, y otras enfrían. Todo tipo de bebida enfría el cuerpo por lo general, al menos que tenga una gran densidad calórica, como la nata que contiene un 50% de grasa mezclada con melaza.

Lo bonito de este descubrimiento, creo, es el poder entrar en calor como el resultado de comer – algo que no es fácil para alguien con un ritmo metabólico lento, y también el poder mitigar el estrés y mantener el metabolismo alto. Bueno, no solamente puedes lograr eso, sino que lo puedes hacer sin necesariamente sobre comer hasta el punto de sentirte sobrelleno. Esta es una táctica que he empleado exclusivamente antes de encontrar una forma precisa de hacerlo (deberías, de todos modos, comer hasta llenarte siempre).

Las sustancias que más calientan, en mi experiencia, son azúcar, almidones y sal – con las grasas saturadas como mención honorífica. Bueno, cualquier grasa calienta por lo que tiene de densidad calórica. Sin embargo, los lácteos, la carne roja, el cacao y las grasas de coco (las fuentes más saturadas) teóricamente deberían de ayudar a lograr una preservación a largo plazo del metabolismo y de la producción energética de la mitocondria. Y así nació lo que en inglés llamamos las sustancias anti-estrés que empiezan con "s" en inglés: "Sugar, Starch, Salt, Saturated fats".

Son, en español, "Las sustancias anti-estrés" – azúcar, almidones, sal y la grasa saturada. Y esas solamente son las "eses" relacionadas con la comida. Otras son las del Sueño, el Sol, agua Salada del mar (el estar en la playa o también el bañarse en agua con sal o agua salada), y quizás el Sexo (dependiendo del contexto).

Ninguna de estas sustancias funciona de forma aislada, ni siquiera la sal – ya que necesitamos carbohidratos para asimilar la sal, por lo que las bebidas para la rehidratación contienen sal/electrolitos y azúcar (glucosa). En mi experiencia, funcionan mejor combinados. Y saben mejor combinados también – quiero decir todas las sustancias anti-estrés comestibles provocan un consumo mayor de calorías y como consecuencia, el poder obtener la cantidad necesaria de calorías para un metabolismo sano.

No todos han notado, de forma universal, un tipo específico de comida que caliente, según una encuesta informal que hice en mi blog. Pero en general son las comidas sabrosas las que lo consiguen. Notarás que las comidas que combinan varias de las sustancias que menciono a continuación tendrán el efecto de más calor generado.

Algunas de las superestrellas son:

El queso- con una densidad calórica alta, bastante sal y un contenido de líquido bajo, es difícil errar con el queso, o algún que otro producto que contenga queso, como la pizza, sándwiches calientes de queso o hamburguesas con queso

El coco – el aceite de coco se conoce por su habilidad de ayudar con el ritmo metabólico y el calor corporal, pero cualquier fuente de coco funciona. Las grasas ácidas de cadena media como el coco parecen tener un ingrediente que calienta. El coco es, por supuesto, muy denso calóricamente con un contenido bajo de líquido, y el cocinar comida en cualquier aceite aumenta la proporción calórica comparado con el agua.

El chocolate – De alta densidad calórica, bajo en agua y con algo de azúcar. No me puedo pasar con el chocolate o mis sábanas se mojan de sudor.

Las harinas – las harinas hechas de granos, el trigo por supuesto es el más común, tienen una densidad calórica muy alta y nada de agua hasta que se añade líquido como para hacer pan, galletas de sal, pasteles, tortillas, galletas dulces, etc. Con altos niveles de almidones y de densidad calórica, además de lo sabrosos que son, los productos hechos de harina suelen calentar mucho.

La carne roja – No siempre calienta, pero generalmente los cortes grasosos de la carne roja como de cordero o res calientan mucho el cuerpo. La carne roja grasosa tiene una gran densidad calórica y también absorbe una cantidad fenomenal de sal antes de volverse demasiado salada. Una hamburguesa doble con queso de McDonald´s tiene más sal que una bolsa grande de chips, pero los chips saben más a sal.

Las papas —La papa no tiene tanta densidad calórica como otras comidas, pero con sus altos niveles de almidones y el hecho de que requieren una gran cantidad de sal para ser comibles, son, en mi casa, fritas en aceite de coco o en puré con mantequilla, una elección común para subir la temperatura del cuerpo. Todas las variedades de camote, batata, boniato o ñame son buenos también, como también los tubérculos como la yuca, el taro o la malanga.

La salsa de soja – La salsa de soja calienta mucho por la cantidad tan grande de sal que tiene y el sabor es exquisito, lo que resulta en un consumo alto en sal o sodio, mucho más de lo que uno pondría en la comida normalmente.

El helado – El helado contiene mucha energía por unidad de volumen, y mucho azúcar sin niveles altos de agua ni de jugo o fruta. Es frío, pero la mayoría de las personas sienten calor después de comerlo ya sea solo o en postres como el pay o pastel de queso, la panna cotta o el pudding.

Otros postres – Cualquiera de los postres típicos como las galletas, los pasteles, los pays, el pan dulce o cualquier cosa que podrías imaginar que fuera delicioso y con un contenido bajo de agua y alto de azúcar también calientan mucho.

Ahora vamos con las comidas o sustancias que enfrían el cuerpo…

El agua – Por supuesto. El único momento cuando el agua puede tener un efecto de calentamiento es cuando uno está realmente deshidratado y, por tanto, el sistema de estrés ha sido activado. De otra forma, enfría generalmente.

El café o el té – No creo que estos dos sean excepcionalmente sustancias que enfrían, pero tienden a tener un efecto de enfriamiento porque la gente los consume cuando tiene frío y quieren entrar en calor. A corto plazo hay una subida de temperatura, pero a la larga, se perpetua el frío. Mientras más bajo el ritmo metabólico, más alto el deseo de consumir bebidas calientes y estimulantes, así que hay que tener cuidado con consumir té y café regularmente.

Los refrescos – Los refrescos son considerados, generalmente, la sustancia que más engorda en la dieta moderna. Es una declaración atrevida, ya que ninguna comida ni bebida aisladamente engorda. Pero los refrescos sí que animan al sobreconsumo más allá de la sed y el beber así baja la temperatura corporal (lo que reduce el ritmo metabólico y la quema de calorías durante el descanso de forma sustancial). Cualquier sustancia que baje la quema de calorías y que la vez contenga muchas calorías es un sospechoso importante en el desajuste entre las calorías quemadas e ingeridas, lo que contribuye al cambio en el peso corporal.

El jugo – El jugo o zumo comparte muchas similitudes con los refrescos y en mi experiencia enfría más que los refrescos, posiblemente por el contenido tan alto de potasio en la mayoría de los jugos.

Bebidas *lite* tipo dieta – Las bebidas *lite* son las peores de todas. Los endulzantes como el aspartame son extremadamente dulces y causan excitación en el cerebro. Combina el aspartame con la cafeína y tendrás algo muy adictivo. He notado que es muy común para los que consumen muchas bebidas tipo *lite* tener un consumo súper alto y desmedido. El consumo de estas bebidas se correlaciona con síntomas parecidos al del excesivo consumo del agua – como los dolores de cabeza, las migrañas, y los episodios o ataques cerebrales. Las bebidas *lite* o de dieta son peores porque no contienen azúcar, no como el jugo o los refrescos azucarados. El efecto de enfriamiento es similar al del agua, pero los ingredientes de los refrescos *lite* animan al sobreconsumo más allá de las necesidades fisiológicas.

La leche desnatada – Come unos cuencos de cereales -¿quién se toma sólo uno?- con leche entera – es posible sentir calor. Come algunos cuencos con leche desnatada y olvídalo, no va a funcionar. La extracción de las grasas saturadas y la mayoría de las calorías parece hacer que la leche funcione menos como una comida completa, y más como un vaso de agua, lo cual se puede consumir más allá de las necesidades fisiológicas.

La sopa – La sopa calienta a corto plazo por la temperatura que tiene. Pero la sopa puede enfriar también. Llena mucho pero para realmente consumir suficientes calorías tendrías que tomar demasiado líquido. Pero hay sopas como, por ejemplo, una de papa que yo hago, hecha con leche entera, con mucha sal, mantequilla y queso que te puede calentar. Pero es importante que añadas estos ingredientes para evitar el enfriamiento. Lo mismo se puede decir de la avena u otros cereales calientes.

La fruta – La fruta, con su alto contenido de agua, baja densidad calórica y alta proporción de potasio comparada con el sodio la hace una de las comidas que más enfría. Un poco está bien. El ir más allá de la necesidad fisiológica de consumo de fluido enfría muchísimo. Podríamos decir que los batidos, especialmente los que se hacen con fruta congelada y jugo, o con yogur bajo en grasa o con leche de soja crean frío. ¡¡Brrrr!! Serían efectivos, sin embargo, estando uno en una zona tropical y en el verano cuando el efecto frío es beneficioso porque hace calor. El añadir sal a la fruta, como se hacía en mi casa con los cítricos y la sandía, ayuda mucho. Pero eso se puede decir para toda esta lista de comidas que enfrían.

Las verduras – Al igual que las frutas, las verduras puede enfriar por las mismas razones. Pocas personas sobre consumen verduras, pero es posible llegar a tener un consumo excesivo, especialmente por hacer jugos de verduras muy comunes hoy en día.

Estas son unas listas buenas para empezar, mas sin embargo, no transmiten toda la idea que quiero exponer. Eso porque nadie come solamente fruta. Bueno, algunos sí como los "frutarianos". Pero cualquier persona que esté en comunicación con su cuerpo y sintiendo lo que el cuerpo necesita, como los antojos y la reacción biológica, habrán superado estas dietas extremas.

Esta información de ninguna manera debe de servir para que comas solamente de las comidas de la lista que calientan y no de las que enfrían. Si haces eso, "morirás". No puedes comer pizza y galletas dulces con un vaso de salsa de soja y no tomar nada de líquido para acompañar. Mientras más rápido es tu ritmo metabólico, y si haces mucho ejercicio (algo que probablemente deberías de hacer una vez que tu salud se estabilice), entonces necesitarás consumir más fluidos y sustancias que enfríen.

No te descontroles porque todas las comidas que calientan en mi lista son "malas" según la definición moderna. Estas comidas, sin duda, pueden consumirse en exceso, pero también son increíblemente terapéuticas para pasar de un metabolismo bajo a uno normal o por encima del promedio. La ironía es que, si estás mal metabólicamente – vamos a decir que has hecho muchas dietas, realmente necesitarás comer comidas "insanas" por un tiempo para poderte graduar a una "dieta sana". Sé que suena raro, pero pensemos en las dietas. ¿Te aumentan o disminuyen los antojos para las comidas que aparecen en la primera lista? Creo que me explico. Es realmente lindo que tu cuerpo te pueda salvar de ti mismo. El comer comida "basura" en exceso ayuda a tu cuerpo a sanarse del daño que las varias formas de restricción y de ejercicio te han hecho.

Te oigo preguntándote que ¿qué pasa con todo lo que leí sobre la fructosa, el procesamiento de la sal de mesa, el ácido glutámico en las salsas de soja, las hormonas en el helado, el gluten malvado, la falta de vitaminas o fibra en la harina blanca, etc.? Te digo eso porque pasé casi una década envuelto en las pequeñeces nutricionales. Por eso te animo a que dejes ir estas cosas y que realmente pruebes un nuevo plan. Tus miedos y ataduras ideológicas de tanto leer sobre la salud en la red o en otros medios ojalá desvanezcan rápidamente hasta que llegues a poder comer una dieta sustentable y socialmente razonable, y a la vez sintiéndote mucho mejor que cuando intelectualizabas hasta el último detalle todas tus elecciones alimenticias.

Si no estás listo para esto, no pasa nada. Como el Tío Rico en la película *Napolean Dynamite* dijo, "Deja de desear, y llámame cuando estés listo."

Da igual la ideología alimenticia que tengas, y lo que crees que sea apropiado y "seguro" para comer para ti personalmente, todavía puedes aplicar los principios básicos que estamos presentando aquí. O sea, te doy permiso para que comas toda la mantequilla de buey alimentado con hierba y el jugo de bayas de goji y pus del escarabajo himalayano y corteza de árbol que quieras. Sólo ponle un poco de salsa de soja encima y deja de tomar tanta agua maldita.

Lo que quería hacer con la preparación de estas listas es ayudarte a ser consciente de las conexiones, y aprender a equilibrar cosas apropiadamente. Aquí van algunos ejemplos de cómo podrías pensar en esto cuando planees una comida completa...

Si vas a comer avena, por ejemplo, está bien. Pero si la comes sola, cocinada en agua y sin sal, tu metabolismo sufrirá. Es bueno cocinarla en leche y añadir azúcar, sal y mantequilla. Problema resuelto. Efecto neto: calentamiento.

De igual forma, si vas a desayunar avena, no la hagas aguada como una sopa. También toma nota de que no haya tanto líquido en la avena. La avena es una sustancia con mucha agua. No es necesario combinar una comida con bastante agua con un vaso grande de leche ni dos naranjas, ni un batido, por ejemplo. Es mejor combinarla con algo salado y sin mucha agua como unas rebanadas de queso y solamente un poquito de fruta – quizás añadida a la avena. Eso sería una comida que produciría calor, y sería completa con suficientes calorías y la constelación completa de las sustancias que calientan: azúcar, almidón, sal y grasa saturada. Esta manera de planear puede ser aplicada a cereales calientes, cereales fríos (¡no los ahogues!), sopas, etc.

O vamos a decir que te gusta mucho la fruta y crees que es muy sana. Claro, esto puede o no ser cierto para ti, dependiendo de tu estado metabólico. Lo más importante es que no ahogues tu metabolismo ni actives tu sistema de estrés. Podrías ponerle algo de sal o dejarla marinar en un poquito de sal. Créeme, un poco de sal en fresas o duraznos (melocotones) no dañará el sabor.

O podrías hacer lo mismo con un poco de azúcar – pon un poco de azúcar o jarabe de arce (*maple*) sobre la fruta y deja que se marine un poquito.

O podrías comer un sándwich o bocadillo de queso fundido con mantequilla salada junto con tu fruta, así añadiendo sal, almidón, grasa y calorías para hacer de tu fruta una comida completa.

Mejor aún, haz todo eso.

Lo que más importa es que no te pases con los fluidos, o por lo menos estés consciente de cómo la comida interactúa con tu cuerpo para que puedas llegar a ser experto en mantener una "zona" de metabolismo alto y estrés bajo todo el tiempo.

Lo que más ayuda es ver que pongas sal en la comida hasta que esté "en su punto". Come una gran variedad de comidas hasta que estés lleno y satisfecho para asegurar un consumo adecuado de calorías. Luego bebe o come algo jugoso como la fruta cuando tengas sed, pero nunca pases de tu sed física al menos que anticipes un día caluroso afuera o una sesión dura de ejercicio. Eso es todo. Sé que suena fácil pero ese es el punto, que sea simple. Según veo, las respuestas para lograr una mejor salud se hallan en un ámbito sencillo. No hay mejor guía que tus propios gustos, apetito y sed. El desobedecer los deseos de nuestros cuerpos para ciertas cosas, el ignorar nuestros instintos y la necedad en restricciones es cuando nos causamos más daños, generalmente.

En fin, espero que la inclusión de esta sección no fuera demasiado confusa con tantos detalles. Te prometo que vale la pena poner tu atención en tu consumo de fluidos, especialmente si orinas frecuentemente y lo has hecho por años por las restricciones alimenticias y el estrés al que hayas sido expuesto. Hombre, pon un poco de amarillo en tu orina. Debería de ser lo suficientemente amarillo para que, si lo hicieras en la nieve, la gente que lo viera, supiera que no la debieran de tomar.

Inclusive un episodio de micción frecuente o un solo sentimiento de urgencia salido de la nada para orinar, incluyendo el tener que levantarse para orinar en la noche (lo cual no deberías tener que hacer si todo está funcionando bien – y no, probablemente no sea la vejiga ni la próstata, a pesar de lo que te diga tu médico), es una pista clara de que debes de comer un tentempié seco, salado y con carbohidrato.

Todo esto puede parecer frívolo si nunca has prestado atención a estas cosas, pero te pido algo – presta atención al frío que tengas en las manos y pies cuando la orina esté clara en vez de amarilla. Será más observable en unos que en otros, con sólo unos cuanto casos raros de sentir más calor con orina casi transparente. Pero cuando te des cuenta de eso, verás por qué mi trabajo me ha alejado de pequeñeces de la nutrición y me ha acercado a aspectos más globales y significantes de la fisiología humana básica.

En fin, no bebas demasiado, y no comas comida con mucha agua hasta que tu metabolismo haya mejorado. Cuando lo hayas subido, puedes y debes beber más fluidos y regresar a las comidas típicas "sanas" con su alto contenido de agua — todas estas sopas, ensaladas y batidos, siempre y cuando tu temperatura corporal no caiga. Por ahora come tus calorías y sólo bebe lo suficiente para no llegar a deshidratarte. ¿Qué deberías de beber? Para empezar, todo menos agua solo. Que todo lo que bebas tenga calorías y que seas flexible en tus pensamientos sobre las bebidas supuestamente buenas o malas. Muchas personas enfermas tienen altos niveles de potasio comparado con sodio en su sangre y los refrescos o bebidas como el *Gatorade* o "Acuario" les van mucho mejor que las frutas, los jugos, batidos y agua de coco… o sea todo lo que tu mente te dice que debería de ser "más sano".

La rehabilitación del ejercicio

Prepárate, porque este capítulo será muy largo. Para empezar me encanta escribir sobre el hacer ejercicio (quizás porque mi metabolismo es alto), y tengo mucho que decir sobre él. Este capítulo tampoco tendrá instrucciones dogmáticas de hacer esto y no lo otro. Vamos a intentar rehabilitar tu relación con el ejercicio, ya que muchas personas en el mundo moderno están haciendo, o demasiado, o demasiado poco ejercicio. Los que hacen demasiado lo hacen por razones equivocadas (y al final solo logran mantener un estado energético similar al de alguien que se está muriendo de hambre). Y por supuesto debemos explorar la cantidad o "dosis" y tipo de ejercicio que es mejor para alguien que se está recuperando de un metabolismo lento. Hablaré también del papel que debe jugar en la salud el deporte más allá del periodo de recuperación.

El ejercicio. Dependiendo de quién seas, la palabra misma puede traer una amplia gama de emociones. Desde el disgusto condescendiente hasta el orgullo de haber logrado algo o también sensaciones de culpabilidad – el ejercicio físico es un gran tema en mucho niveles.

Como seres humanos somos la única especie que piensa en lo que comemos, en que si es bueno o no para nosotros. También somos los únicos que podemos crear interferencias intelectuales en cuanto a la actividad física. Por un lado, esta interferencia es buena. Podemos usar nuestras mentes para inventar estrategias de ejercicio que nos permitan lograr mucho más en términos de fuerza, resistencia y capacidad atlética – más que si solo caminásemos en busca de comida como hacen los animales. Pero, por supuesto, también hay un lado obscuro, porque, mientras un perro que siempre quiere correr y jugar, nosotros somos capaces de convencemos de que el ejercicio puede ser malo, incómodo y desagradable. Y casi nunca lo hacemos.

El hacer dietas que están combinadas con el hacer ejercicio, y que tienen como consecuencia un fracaso en el intento de lograr un cuerpo mítico, tienden a crear mucha negatividad alrededor del ejercicio. Cuando se piensa en el deporte como un mal necesario para llegar a un fin, y especialmente cuando no se logra, lo descartamos como algo cansado y aburrido, una manera inefectiva para pasar el tiempo.

En este escenario, el ejercicio se ha convertido en "trabajo" o algo que haces en contra de tu voluntad para lograr algo más. La relación entre el ser humano y el ejercicio se vuelve más como una obligación. Si has hecho del ejercicio un trabajo, y no estás viendo resultados como el sentirte bien y verte bien, ¿por qué molestarte? No hace falta mucha "quemadura de

calorías" en una máquina mundana para que esta
relación se forme.

O quizás tu aversión al ejercicio sea más profunda o
más sutil que el no haber podido bajar de peso y
mantenerlo. Quizás no eras buen atleta cuando eras
joven. En vez de aceptar que eras un "bueno para nada"
en el deporte, probablemente encontrarías alguna
actividad en la que pudieras sobresalir para poder
sentirte orgulloso de algo. Quizás sacaste buenas notas
o tocabas instrumentos mientras los "tontos
deportistas" corrían de un lado para otro siendo poco
productivos. El decidir menospreciar el ejercicio y los
que lo hacen es posiblemente un mecanismo de
autodefensa que hayas usado para consolidar tu propia
autoestima hace tiempo. Y te fortalezcas cuando veas
personas adultas entrando en el gimnasio más atractivas
que tú ("¡Claaaaro, los tontos narcisistas corriendo
como locos en vez de contribuir algo positivo y
productivo a la sociedad!")

¿Cuál habría sido la alternativa? ¿El sentarte en casa
todo el día pensando en lo feo, débil, lento y poco
coordinado que naturalmente eras? No creo. El tener
autoestima es importante, claro, porque básicamente es
el sentimiento de tener talento en áreas que otros no
tienen. Es decir, el pensar en hacer ejercicio sólo te
recordará que no tienes talento para ello.

No entraremos más en este tema, pero si realmente
odias hacer ejercicio, éstas ideas quizás te ayuden a
averiguar el por qué no te gusta el deporte. Explóralas.
Ojalá puedas llegar al fondo de tu aversión al ejercicio.
Cuando llegues, piensa en algunas de las formas que te
hayas beneficiado o no de esta opinión. Cuando

empieces a sentir más neutralidad en cuanto a la idea de mejorar tu estado físico, sin compararte con nadie y estás dispuesto a hacerlo porque sí, y no con la finalidad de tener un cuerpazo que esté fuera de tu alcance por el tipo de cuerpo que tienes, estarás listo para empezar. Claro, quizás no haya ninguna razón en particular para no hacer deporte, sino que realmente te gusta más jugar videojuegos o estar en Facebook, y tu deseo de estar conectado con estos medios sobrepasa tu deseo de mover tu cuerpo.

Diré que encontré, un día antes de escribir esto, un sitio web que tenía todos los juegos antiguos de "Nintendo". Hice mucho "ejercicio". Sobre todo de mis cuerdas vocales. No habían tenido ejercicio en mucho tiempo. ¿Has intentado jugar "Tecmo Super Bowl" usando el equipo de fútbol americano de los Seahawks? Claro, es frustrante.

En nuestra sociedad moderna sedentaria se glorifica el hacer deporte porque no es común y muchos no lo hacen. Pero algunos hacen mucho, como que hay dos extremos. Es debilitante no hacer nada de ejercicios pero vamos a explorar un lado aún más debilitante, el hacer demasiado. Y el combinar el excesivo ejercicio con el comer demasiado poco, lo que recomiendan hoy en día todos los que trabajan en la industria de las dietas y la salud, hace que mucho daño metabólico se incurra.

Las versiones originales de este libro recetaron un descanso absoluto del ejercicio serio (que te hace respirar de manera profunda) por lo menos por un mes. Resulta claro que el tomar un descanso extendido del ejercicio es terapéutico para algunos. Yo vengo de un pasado de haber hecho cantidades tremendas de sobre-ejercicio, lo que eran semanas e inclusive meses de senderismo intenso y haciendo bici hasta 10 horas al día. Para mí, cuando finalmente tomé unos meses para descansar y alimentarme lo más que pude (¡fue de MUCHA ayuda el estar viviendo en Maui, Hawaii durante ese tiempo!) fue un cambio de vida mucho más allá del sentido físico. Había sido un sargento conmigo mismo para empujarme a mis límites físicos por más de una década. Desde luego que fue una sesión playera de descanso muy necesitada.

Pero no creo que haya necesidad de llevarlo a un extremo, y el ejercicio puede mejorar la función metabólica de la mayoría de la gente cuando el tipo y la dosis son correctas, como veremos en un momento. Desde luego, el ejercicio de calidad aumenta el número de mitocondrias en los músculos, que son pequeñas casas productoras de gran energía que determinan el ritmo metabólico y la juventud de la función corporal.

Obviamente la situación y la historia de cada persona es única, y la manera de interpretar los consejos para hacer algo de ejercicio varía en cada persona. Creo que lo mejor es considerar, cuando tomes la decisión de que si haces o no ejercicio durante el periodo de recuperación, que cuál fue el papel que jugó el deporte en la destrucción de tu metabolismo en un principio, y qué tan destruido esté. Claro, puedes dejar de hacer ejercicio. Pero para la persona media que haya hecho varias dietas y que esté buscando hacer unos arreglos simples, eso no es necesario. Como con todo, hay niveles de severidad, y sólo tú puedes decidir dónde caes en el espectro.

Ahora, continuamos con una discusión del ejercicio en sí mismo...

El ejercicio significa muchas cosas para muchas personas, y yo creo que el ejercicio puede ser incluido en la vida de una persona de forma saludable y de muchas maneras. Algunos harán mucho más ejercicio si no "entrenan" formalmente. De hecho, algunos estudios que he visto sugieren que la gente que no "entrena", se mueve mucho más y son más activos físicamente que los que entrenen formalmente. Me lo creo. Cuando no estaba entrenando, me movía más, y fuera paseando o jugando al béisbol – cuando en otros momentos estaba demasiado cansado de mi sesión en el gimnasio de 30 minutos para sentir ganas de hacer cosas.

Esto es válido especialmente si vives en un lugar interesante durante los meses de buen clima. Si viviera todavía en Colorado como lo hice tantos años, estaría afuera haciendo senderismo, pescando y esquiando – haciendo muchas cosas a la intemperie por diversión. No conozco a casi nadie que "entrene formalmente" de la zona de donde yo soy, y todos se ven súper bien físicamente. (Pensé brevemente en incluir aquí una foto de Facebook de una de mis amigas de Colorado con sus amigas como prueba pero la poca consciencia que todavía tengo me habló y me lo hizo borrar. No hay ninguna epidemia de obesidad en las comunidades montañosas donde pasé mi adolescencia y la mayoría de mi vigésima década. Si entrenara queriendo en un lugar tan interesante con tantas cosas que hacer, mis ganas de hacer esas cosas seguramente decaerían y solo tendría ganas de ver videos en YouTube y tomar una siesta.

Sin embargo, ahora vivo en la Florida y no son tantas las veces que puedes caminar por una playa sin tener ganas de hacer algo que te rete más. Por eso, tengo que hacer más ejercicio estructurado o no haría lo suficiente para evitar el empeoramiento cada vez más de mi forma física. No me gusta tanto nadar, y mi pasado como atleta universitario y competitivo me ha dejado cansado y sin ganas de competir en deportes de equipo, lo que hace que los gimnasios baratos que están cerca de mi casa sean atractivos para mí. El gimnasio es lo que funciona para mí en este momento en mi situación actual.

Así que, es importante que cuando quieras empezar a hacer ejercicio, que quepa bien en tu vida con tus circunstancias reales. Si prefieres ejercitarte cuidando de tu jardín, haciendo "paddle surfing" o yoga, por favor, sigue. Si te gusta el gimnasio y aprovechas tu tiempo allí, también está bien. Los cuerpos más impresionantes se suelen encontrar dentro del gimnasio, y estos cuerpos hacen menos ejercicio total que los que hacen ejercicio en otros ámbitos.

Pero lo más probable es que, viviendo como estamos en este mundo moderno peculiar, el ejercicio será algo que tendrás que encajar eficientemente. Eso no es del todo malo, ya que hay ventajas que ofrecen el mundo moderno, donde podemos poner a funcionar las máquinas de deporte a nuestra ventaja.

Me gustaría, si me permiten, hablar de algunos aspectos del ejercicio que no hayas escuchado en otros lugares. Hay millones de consejos y perspectivas para el deporte hoy en día, pero a continuación pondré algunos aspectos que pongo como prioridades. Como las dietas "mágicas", hay muchos tipos y programas de ejercicios "mágicos" – y si dejas de priorizar las cosas básicas y no te enfocas en estas, te podrías volver loco cambiando entre diferentes ideologías del ejercicio como con las locas ideologías de dietas…

El Ejercicio para progresar

El estar en forma físicamente y el sentirse fuerte no tienen precio. No sólo se afirma que el resultado neto de mantener un buen nivel de estado físico y de fuerza es fantásticamente sano y beneficioso para tu calidad de vida en el proceso de envejecer – sino que metabólicamente, hay algo intrínsecamente emocionante e inspirador en tener este estado. Estos sentimientos de confianza en uno mismo valen su peso en oro en cuanto a cómo pueden ser traducidos en la experiencia de la vida total. Todos queremos estar allí. Todos nos inspiramos en los logros de la fuerza y capacidad atlética. Creo que es bonito tomar acción y poder desempeñar tus mejores capacidades a través de ponerte fuerte y en forma. Como mínimo sé que te hiere un poco cada vez que tienes dificultad subiendo escaleras o poniéndote de pie cuando no estás en forma.

Pero cuando se trata de intentar lograrlo, el levantar un poco de peso con los brazos y el caminar un poco en la cinta para correr no hará mucho. Claro, quizás después de un mes o dos verás algunos resultados, o volverás a conseguir el nivel que habías conseguido antes, pero luego parece que todo fracasa. El hacer ejercicio empieza a perder su brillo, su sentido, día tras día, semana tras semana, solamente para mantener el mismo nivel.

El "progreso" es una de mis palabras favoritas.
Cuando hay progreso, nos sentimos bien, la vida va
bien. Cuando no, la vida pierde sentido. Cuando quieres
dirigirte en cierta dirección en tu vida y empezar a tomar
acción, viéndote en movimiento en esa dirección, los
miedos y las preocupaciones desvanecen.

El progreso en muy importante cuando se trata del
entrenamiento físico, y yo prefiero ver a la gente poner
énfasis en él. La mayoría de la gente realmente quiere
verse fuerte y en forma, pero cuando lo haces sin
matarte de hambre a la vez, los cambios suelen ser
graduales y lentos y casi imperceptibles – es difícil
continuar por mucho tiempo. Si no ves progreso, y no
lo sientes, la motivación sufre y se extingue
rápidamente.

Es por eso que es tan importante hacer un
seguimiento de una manera casi científica. Así, podrás
VER la mejoría. También podrás ver cuando no hay
mejoría o empeoramiento, lo cual también es
importante para la planeación y dosis de tu ejercicio.
También resulta ser una pista en la que te podrías estar
haciendo más daño que bien con algún tipo o cantidad
de ejercicio.

El hacer un seguimiento del progreso
cuidadosamente también te permite ir desarrollando una
versión más fuerte y en forma de ti mismo con un ritmo
más seguro y sustentable. No tienes que ir tan rápido
como para ver cambios cada día. Eso causa problemas y
te quemas pronto. Los gimnasios saben eso, por lo que
venden más membresías de lo que tienen cupo. Por lo
contrario, deberías de buscar mejorías constantes,
haciendo un poco MENOS ejercicio de lo que puedes

tolerar. Digo con frecuencia, "El mejor tipo de ejercicio es el que todavía puedes hacer en diez años". Y el factor más importante para lograr eso es tener siempre un buen apetito para el ejercicio. El hacer un poco menos de deporte te deja con el apetito para hacer más, y no hay forma de quemarse ni caerse del tren.

Igual de importante que el apetito para hacer ejercicio es el hecho de estar siempre fresco y totalmente recuperado, lo que te hace tener más ganas de mejorar y ver progreso. El progreso no resulta del ir al gimnasio cansado con un cuerpo empobrecido para entrenar forzosamente. El progreso viene de empujarte para lograr algo más, y eso viene de estar fresco y con ganas.

Claro, tendrás más progreso en los primeros tres meses si haces un montón de trabajo. Pero esto no es una carrera para ver quién se pondrá en forma en tres meses. Esto no es un programa de "Cuerpazo de su vida" ni nada así. En cambio, tus entrenamientos deberían de ser productivos perpetuamente. Si entrenas duro por un par de meses y luego lo dejas, una y otra vez, no llegas, precisamente, a ningún lugar. En mi experiencia, el sobreentrenar de vez en cuando con una recuperación sedentaria (como de 6 meses) son las mejores maneras de engordar, perder algo de autoestima en tu capacidad de conseguir una meta, y sentir cada vez más disgusto por el ejercicio cada año.

La manera de ponerte más fuerte y en forma, con una gran probabilidad de que te veas mucho mejor es, simplemente, la perseverancia. Perseverar, claro, y progresar cada mes durante años. La clave es…

- No hacerse daño
- No pasarse
- Hacer lo que te gusta y que esté a mano
- Hacer un seguimiento para estar seguro de que tus esfuerzos valgan la pena

Y eso es todo. Ahora vamos a hablar del ejercicio específicamente y cómo se relaciona con el metabolismo. Además, quiero compartir algunas pistas que he aprendido para ayudarte a sacar más provecho con menos tiempo y esfuerzo.

En la versión original de *Recupérate de las dietas*, introduje un concepto llamado "MAXercise" – una variedad de entrenamiento de alta intensidad (HIIT). Mientras en teoría, el entrenamiento de intervalos es muy bueno – se hace con erupciones cortas de esfuerzo maximizado seguido por la recuperación, y luego seguido por otra ronda de hasta 10 en total – en realidad he encontrado que el tener que hacer ejercicio con tanta intensidad es difícil. El ir hasta el límite de tu capacidad es sumamente difícil y requiere mucha valentía. ¡No lo puedo hacer! Tampoco espero que ustedes lo hagan. Tanta intensidad no es realista al menos que sea para alguien que se odia a sí mismo, y esas personas son las que MENOS deberían de estar entrenando así.

Aunque probablemente las investigaciones seguirán mostrando que el empujarse hasta los límites con explosiones de velocidad e intensidad, esto es irrelevante para los seres humanos de carne y hueso en el mundo real. Por supuesto, ya con lo que has leído, sabrás mi opinión sobre eso. Con el ejercicio, la

investigación no es tan importante como las palabras de
más peso como "sustentable" y "realista".

Empero, después de haber dicho eso, parece ser que
la mayoría de los estudios científicos se congratulan —
tiempos cortos y duros de entrenamientos son mejores
que los que son largos y fáciles. Así que, si vas a hacer
algo, lo que sea, probablemente verás más resultados si
lo haces con vigor. ¿Cuánto? Depende de tu estado de
salud. Mientras más sólido tu metabolismo, mejor tu
sueño y más bajo tu estrés, y mientras más joven seas —
generalmente podrás hacer ejercicio más intensamente
sin efectos negativos. Si estás en mal estado de salud y
no has hecho ejercicio en mucho tiempo, empieza
lentamente con baja intensidad y luego podrás subir el
nivel con el tiempo.

Vamos a hablar más específicamente sobre este
concepto. Todos conocemos lo que es una cinta para
correr, así que las usaremos como ejemplo en esta
discusión.

En una cinta puedes entrenar fácil y lentamente por
30 minutos. Después, la máquina te dice que has
quemado 150 calorías. Esta cantidad no tiene nada que
ver con la bajada de peso, pero es un buen indicador de
cuánto trabajo hiciste.

Otra opción es hacer los mismos 30 minutos con
más vigor, quemando 225 calorías en el mismo periodo
de tiempo. Esto podría ser con un ritmo estable, o con
intervalos, cambiando la intensidad para subirla y bajarla
para descansar y recuperar el aliento. No importa cómo
sea, habrás subido la intensidad neta de la sesión, sin
duda, habrá sido más productiva y habrá mejorado tu

estado físico, lo que realmente importa. Una mejoría en el estado físico es la meta.

El error más frecuente que comete la gente, sin embargo, es mantener el nivel de intensidad mientras alargan la sesión, lo que aumenta la resistencia pero no necesariamente el estado físico, la velocidad, ni la fuerza. Esto es un problema por muchas razones. Una es que tu estado físico no mejora necesariamente simplemente porque vas más tiempo con la misma intensidad. Segundo, el hacer progreso a través de más resistencia significa el tener que entrenar más y más tiempo hasta el infinito. Eso no es práctico para mucha gente, ni es ventajoso para el cuerpo hacer 10 millas de jogging o más varias veces a la semana. Quizás lo puedas hacer tú, pero yo no. Y ¿qué haces cuando ya hayas corrido 15 millas? ¿20?, ¿luego 25, 30 y 35…?

Desde un punto de vista metabólico, el lograr más resistencia sin llegar a tener más velocidad ni fuerza no funciona. El subir la resistencia suele bajar la producción de energía/metabolismo. Crea una serie de adaptaciones que van en contra de lo que mucha gente quiere lograr en cuanto a la salud, o sea el metabolismo activo en el descanso y una buena composición corporal. Lo que hace el ejercicio de larga duración, lento e igualado es animar al cuerpo a hacerse más eficiente. Pero mientras "eficiente" es una palabra con una connotación positiva, cuando se trata de nuestros cuerpos, la eficiencia acaba siendo como un coche económico, lo cual, para ahorrar dinero en gasolina, tiene que sacrificar la rapidez y el poder.

La rapidez y el poder componen una adaptación totalmente diferente, y por cierto, se empeora la resistencia. El tener músculos fuertes, duros y poderosos y huesos densos no se prestan a actividades de larga duración. Quemas demasiadas calorías y haces demasiado trabajo como para ser bueno en actividades de resistencia. Para ser bueno en estas actividades, tienes que poder viajar eficientemente. Los mejores corredores de maratón y los triatletas son los que serían los que quemarían menos calorías por milla, y entonces no se quedarían sin energía después de varias horas. El quemar menos calorías por hora tiene que ver con un ritmo metabólico lento, temperatura baja, masa muscular baja, peso de órganos y huesos bajo, etc. – teniendo el aspecto de un cuasi huesudo.

Inclusive más preocupante, el ejercicio de resistencia con las adaptaciones que el cuerpo sufre para estar mejor preparado para el ejercicio de larga duración, es todo lo contrario de lo que se considera salud hormonal óptima. En los hombres, la testosterona baja. En mujeres, cae en pique la progesterona. Sube el cortisol, baja el Dehydroepiandorosterone (DHEA) y hay otras adaptaciones alarmantes. Todo esto sucede para ayudar al cuerpo a descomponerse y volverse más ligero y débil, como una máquina diseñada para hacer ejercicio lentamente con menos gasto de calorías.

Esto es una simplificación dramática, por supuesto, con algo de exageración, pero quiero que entiendas este concepto y abrirte a la idea de entrenar para lograr más velocidad, poder y fuerza. Creo que estarás feliz con esta decisión, no sólo por los beneficios de salud y los visuales y emocionales, sino porque ahorra mucho tiempo y daños al cuerpo – mientras aumenta, no decae tu fertilidad, libido, salud hormonal, fuerza del sistema inmunológico, y más – siempre y cuando no te pases.

Regresamos a las cintas de correr. He criticado mucho las cintas y las máquinas en general para hacer ejercicio tipo cardiovascular en el pasado. Creo que mucho gurús de salud y del deporte lo hacen para que parezcan vanguardistas y para establecerse como únicos en un mar de ovejas haciendo ejercicio sin pensar en él. En realidad, no es la máquina ni el tipo de ejercicio que haces, tanto como la calidad del trabajo que produces en ella. En una cinta para correr, como cualquier otra máquina moderna o primitiva para hacer ejercicio puede ser una herramienta para lograr una mejor forma física si sabes cómo hacerlo.

Antes hablamos sobre la alta intensidad en una cinta de correr y cómo 225 calorías quemadas en 30 minutos representan el haber hecho un ejercicio más intenso que 150 calorías en 30 minutos. Bien. ¿Cómo lo harías para aumentar tu estado físico para enfocar el progreso en una cinta de correr o algo similar? Fácil – mantén el tiempo igual, pero trata de trabajar más en la misma franja de tiempo. En este caso, quemando más calorías en la misma media hora, o 20 minutos o 10 minutos, inclusive un par de minutos. El progreso es el progreso. Si puedes hacer más trabajo en la misma cantidad de tiempo, vas por buen camino.

Durante un periodo de, digamos, 12 meses, tus calorías quemadas se verían así. Cada número representa las calorías quemadas en una sesión de 30 minutos...

- Enero – 170, 182, 189, 196, 203, 206
- Febrero – 210, 215, 219, 221

- Marzo – 227, 229, 230, 238
- Abril – 244, 245, 246, 255, 255
- Mayo – 255, 255, 260, 262
- Junio – 264, 265, 267
- Julio – 272, 280, 281, 283
- Agosto – 288, 294, 295
- Septiembre – 290
- Octubre – 272, 279, 283, 288, 294
- Noviembre – 296, 300, 303, 311, 313, 316
- Diciembre – 319, 327, 331, 340

Se puede observar que esta no es una secuencia robótica. Puedes ver que en agosto y septiembre las sesiones bajaron, y el progreso paró un poco. Luego, de repente, el progreso vuelve e incluso mejora después de un descanso. Esto es parte del proceso. A veces hay un paso hacia atrás, y dos hacia adelante. Será cíclico y verás que a veces el entrenar menos trae más logros en el rendimiento, especialmente cuando vayas cada vez más rápido. Lo que importa es el patrón que sigas para mejorar con el tiempo. Y al final, incluso si una sesión ha sido peor que la última, la producción de trabajo en una sesión de 30 minutos subió en un año de 170 a 340, el doble de rendimiento si así lo medimos -- hecho con el promedio de 30 minutos por semana.

Esto es un buen ejemplo de cómo ver y apuntar el progreso. Incluso si estuvieras haciendo una sesión de 5 minutos y trabajaras en mejorar la velocidad, podrías progresar y ponerte en mejor forma. ¿Qué? ¿No crees que estarías en mejor forma si en un año o dos de entrenamiento, corrieras en cinco minutos de una media milla a una milla? Para ser honesto, incluso el hacer sesiones más cortas tiene algunas ventajas porque puedes darle más velocidad. Los beneficios de hacer ejercicio no vienen de quemar calorías sino de las adaptaciones hormonales que ayudan al cuerpo a lidiar mejor con las demandas que se le pone encima en cuanto al ejercicio. Estas adaptaciones vienen cuando se trabaja duro, y no de larga duración. Mientras más corta la sesión de ejercicio, más ardua puede ser. O sea, generalmente, para incrementar la duración de la sesión es necesario bajar la intensidad.

Espero que se entienda el concepto básico. Quiero que sanees tu metabolismo y llegues a tener una forma física excelente. No creo que sean metas que se excluyan mutuamente.

Hay formas infinitas de hacer esto. Como dije, usé la cinta de correr como ejemplo porque todos la conocemos y es más fácil de entender conceptualmente.

Una forma incluso mejor es crear un pequeño circuito -- vamos a decir 10 flexiones tipo lagartija, 10 veces sentadillas, 10 rondas de búrpies (burpee en inglés), 10 veces mantener la postura entablada de "lagartija congelada" por 30 segundos. Podrías hacer 5 rondas de esta secuencia y medir el tiempo necesario para terminar, intentando hacer la misma cantidad de trabajo en menos tiempo siempre. A lo mejor la primera vez te lleva 30 minutos. Dentro de un año quizás puedes bajar el tiempo a 15 minutos por las mismas 5 rondas -- claramente habrás mejorado tu estado físico.

O quizás quieras añadir más rondas en el mismo tiempo y progresar así – yendo de 5 rondas en 30 minutos a 10 rondas en 30 minutos en un año. Eso también funciona.

Mejor aún, haz una combinación de ejercicios para no aburrirte, seguir retándote y trabajar tu cuerpo en una variedad de maneras para tener mejor movilidad y capacidad atlética. Lo que sea que elijas está bien mientras no te pases, no te hagas daño y que progreses según lo que hemos expuesto aquí.

Entrenamiento de la fuerza

Ahora queremos hablar de levantar pesas porque es una parte vital del estar en forma, y es probablemente la mejor manera de hacer ejercicio estructurado para mejorar el metabolismo. Con algunas pistas especiales que tengo para ti en este tema, sacarás mucho provecho a través de incrementar dramáticamente tu fuerza en las levantadas básicas en sólo un par de meses. Esto será entrenando, como mucho, una vez cada dos semanas al final del primera año (y seguir progresando, y nunca cansarte como para respirar fuerte (al menos que quieras).

Para lograr eso, vamos a volver a una afirmación que hicimos hace un par de párrafos...

"Necesariamente, para aumentar la duración de una actividad tienes que bajar la intensidad, y cuando baja la intensidad, los resultados sufren – generalmente hablando".

En ningún ámbito es esto más cierto que en el entrenamiento por la fuerza. Puedes levantar pesas ligeras cuanto quieras, pero no ayudará para nada en tus niveles de fuerza – si es que notas mejoría alguna. La razón es porque no has retado al músculo. Para aumentar la fuerza, la clave es retar la fuerza. Luego hay que descansar hasta recuperarse por completo (3-30 días, dependiendo de lo fuerte que seas) y luego hacerlo otra vez.

Interesantemente, mientras más repeticiones hagas, y más duración de los juegos de repeticiones (y por lo tanto requiriendo menos peso), menos mejorías en fuerza verás – porque más duración con menos peso = menos intensidad y menos estímulo para el desarrollo de la fuerza. Esto podría no ser cierto para todos, y las cosas que vamos a explorar posiblemente no sean la máxima ni el mejor tipos de todos los entrenamientos posibles, pero es suficiente para obtener grandes resultados con poco esfuerzo. Estas son las cosas de la vida que a mí me llaman la atención. Verás, ni siquiera puedo vaciar el lavaplatos. Y sé que tú, con una vida más ajetreada que la mía, probablemente serás muy feliz de obtener la siguiente información.

Lo que quiero decir es mientras más pesado sea la pesa que levantes, más corto será el juego de repeticiones. Mientras más corto sea el juego, más fácil parecerá. Pregunto, ¿qué tanto te puedes fatigar en 5 segundos? Ni siquiera te aumenta el ritmo de respiración. Además, con el trabajar con gran precisión en el entrenamiento, no hay necesidad de hacer muchos juegos de repetición.

Quizás no me explique bien. Lo que quiero decir es que si quieres progresar de la forma más rápida, haz un juego de 5 segundos de un par de ejercicios básicos cada 3-30 días, dependiendo de tu nivel de fuerza actual. Mientras más fuerte seas, más machacarás al músculo ejercitado y más tiempo necesitarás para la recuperación de forma efectiva – la recuperación definida como el ser más fuerte de lo que eras la última vez que hiciste tal o cual ejercicio.

Hablo en serio, chico. No he perdido la cabeza. Ahora vamos a describir este juego de 5 segundos.

Se requiere alrededor de 5 segundos para hacer una repetición con el peso máximo que puedas levantar. El único problema es que con el máximo peso un repetición completa puede ser extremadamente peligrosa y entonces viola la regla #1 – no hacerse daño. Y eso no es el único problema. El otro problema es que si haces una repetición completa de, vamos a decir, un pres o levantamiento de banca, con 200 libras (90,7 kg) – estas libras solamente son difíciles de levantar en el momento de subir desde el pecho. El resto de la repetición es mucho más fácil porque los codos dan cada vez mejor apalancamiento. Con los codos rectos puedo levantar 425 libras (192,7 kg), así que 200 libras no es el peso máximo en este punto de la repetición. Para hacer una repetición completa tendría que bajar el peso a 230 libras (104,3 kg) o así, casi la mitad de lo que podría hacer en la porción más fuerte del ejercicio.

En fin, no quiero aburrirte con los detalles aquí. Esto no es un libro de ejercicio. Es suficiente decir que hay una forma de evitar el peligro de trabajar con mucho peso, una manera de retar de forma verdadera tu fuerza máxima cada vez que hagas ejercicio. Esta forma es hacer levantadas estáticas

Levantadas estáticas

En vez de hacer una repetición "normal" de un ejercicio, con una levantada estática puedes poner el máximo peso que puedas y subir y mantener el peso en un solo lugar. No creo que importe mucho en qué punto del rango de movimiento lo hagas, siempre y cuando mantengas el peso levantado por 5 segundos. Si lo pudiste mantener por 10 segundos, no usaste suficiente peso y deberías de poner más hasta que sólo lo puedes mantenerlo por 5 segundos. Luego apuntas el peso levantado, y la próxima vez añades más peso en cada ejercicio.

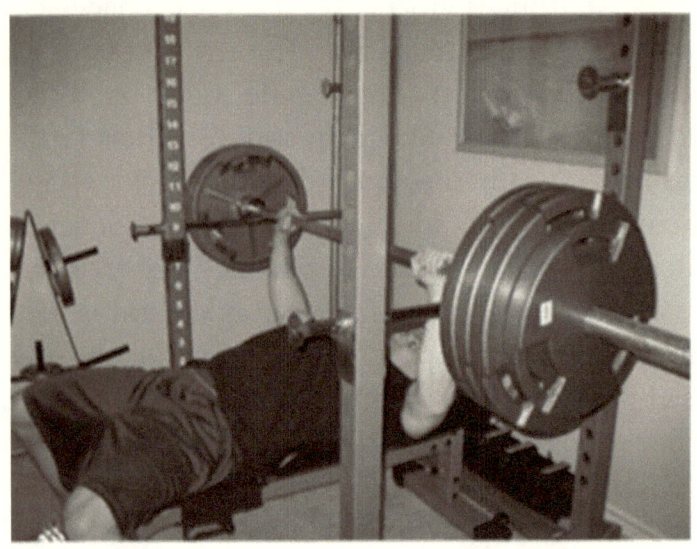

Aquí hay una foto de una levantada estática. Simplemente levantas el peso del estante, mantenlo por el máximo tiempo que puedas con toda las fuerzas que tengas, y bájalo. Terminado.

Otros buenos ejercicios para hacer son algún tipo de ejercicio de pierna – sentadillas, peso muerto, pres de hombro, flexiones de barra, flexiones de bíceps, pres de encogimiento de hombros, aumentos de pantorrilla para un total de 8 ejercicios – una levantada estática por 5 segundos cada uno. Claro que también puedes hacer un poco de trabajo secundario – como un juego de abdominales duro y otros ejercicios.

Eso es todo. Procura usar una caja/estante como un "Power Rack" (en la imagen) o un "Smith machine" que es similar para ejercicios como levantadas de pecho en banca para no aplastarte con lo pesos que uses. Apunta siempre el peso usado y procura que estés ganando fuerza con cada sesión de entrenamiento. Luego, después de varias sesiones, dejarás de ganar fuerza y tendrás que poner más tiempo entre cada una, como de cinco días. Mientras más fuerza ganes, más tiempo de recuperación necesitarás porque el tener más fuerza emplea más demanda sobre el cuerpo y a la vez se necesita tiempo para la recuperación. Podría ser que ganes tanta fuerza que tengas que hacer solo una sesión cada mes para asegurar tu progreso.

Si has dañado tu metabolismo de alguna forma, o simplemente tienes una constitución débil por naturaleza, ésta es la mejor forma de hacer ejercicio. Progresas de forma considerable sin mucho estrés sobre el cuerpo. Tu sistema nervioso no se fatiga por hacer una carga tan pequeña de ejercicio. Esta manera de hacer deporte es lo que llaman los expertos del ejercicio de alta intensidad "la dosis efectiva mínima" de ejercicio. Si se requiere una levantada estática cada semana o dos para ganar fuerza y el hacer los típicos 3 juegos de 10 repeticiones 3 veces a la semana es menos efectivo, ¿por qué hacer más? Para una persona sana es difícil justificar el esfuerzo extra de levantar pesas por horas 3 veces a la semana. Y para alguien que se está recuperando de la restricción dietética y otros causantes del estrés, el hacer más ejercicio es inclusive más ridículo.

Aunque el libro *Train Smart* de Pete Sisco está lleno de una lógica casi cómica y la falta de misma, habla de este tipo de entrenamiento con mucha más profundidad de que lo yo pudiera justificar aquí en un libro sobre el mejorar tu metabolismo y el bajar de la montaña rusa de las dietas. La lógica retorcida del libro aparte, el entrenamiento funciona, y es lo mejor para cualquiera que quiera tener el máximo premio de ejercicio con el mínimo autocastigo.

Si estos tipos de entrenamientos y la maquinaria necesaria no están disponibles para ti, un sustituto sería entrenar según el libro *Body by Science* de Doug McGuff y John Little (un amigo cercano de Pete Sisco). En este sistema (BBS) haces un juego de repeticiones lentas entre 60-90 segundos, de 3-5 ejercicios totales. ¡Hecho! Añade peso con cada sesión y repítela cada vez más infrecuentemente, como describimos antes.

Si no tienes acceso a un gimnasio para nada, y quieres aplicar algunas de estas técnicas trabajando en casa sin equipo, un sustituto decente es seguir el libro *Slow Burn* de Fred Hahn.

Pero cualquier tipo de entrenamiento para la fuerza está bien, y algo de eso es mejor que nada. Mientras muchas mujeres quizás no se identifican con la idea de ganar fuerza y levantar objetos pesados, recomiendo mucho sacar esta hipótesis errónea de su cabeza como sea (quizás con una bofetada en la cara con un fideo mojado). El levantar pesas es absolutamente la mejor forma de mejorar el físico, tanto para hombres como para mujeres (el estándar de la belleza de la mujer

moderna está cambiando rápidamente para inclusive
favorecer a mujeres musculares y esbeltas con altos
índices de masa corporal), y proporciona grandes
mejorías en la salud para casi todos – especialmente
para personas mayores que muestran señales de la
sarcopenia (la pérdida muscular) y la osteopenia
(pérdida de huesos). La gráfica de abajo lo demuestra.

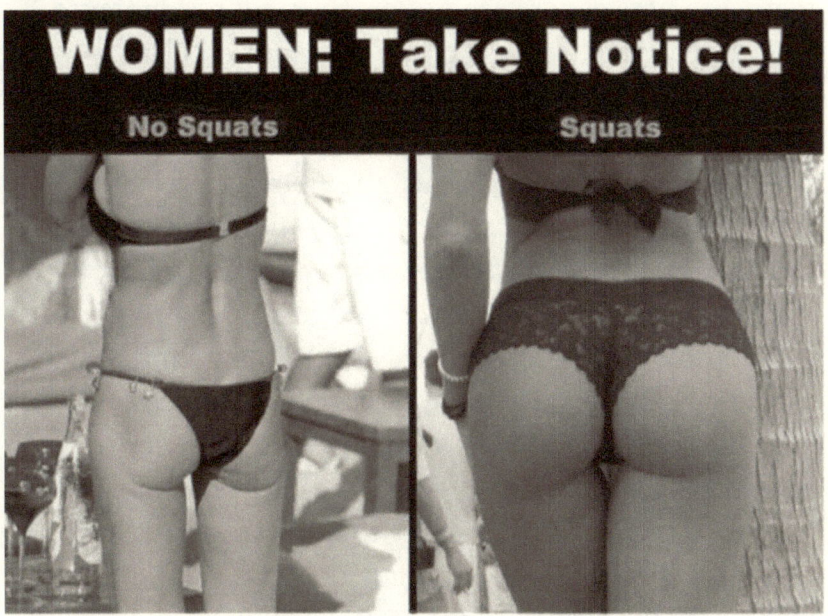

**¡Atención, mujeres! Sin hacer sentadillas Con hacer
sentadillas**

Esto concluye lo que quería transmitir sobre el
ejercicio. Si podrías llegar a priorizar la buena forma y el
tomar nota de tu progreso, buscando el mínimo dosis
efectivo para mejorar cada vez, Y NO DEJARLO, no
dudo que llegarás lejos.

Como adición a este entrenamiento estructurado,
juega y pásatelo bien. Deja que todo lo demás que hagas
para hacer "ejercicio" sea recreacional. Con más fuerza

y forma, no podrás dejar de moverte y hacer cosas. La actividad física solamente es difícil cuando estás fuera de forma o el hacerlo parece trabajo y no diversión.

Procura que hacer el ejercicio por las razones correctas. El punto es obtener salud y beneficios metabólicos proporcionados por la fuerza y la forma. La idea es dar a tu cuerpo un estímulo al que pueda adaptarse para tener más poder, fuerza y rendimiento. Es importante enfocarse en las mejorías en el entrenamiento en sí, y no fijarse si de inmediato afecta la medición de la cintura. Seguramente no lo hará. Pero si sigues sin dejarlo por suficiente tiempo, mejorará todo. Un cambio en niveles de grasa corporal o no, te verás mejor y te sentirás mejor con más confianza y serás más sano. Intenta pasarte de tus propias inhibiciones o tu abuso obsesivo autodenigrante en el ejercicio – lo que sea que te persiga, y ponte en el camino para hacerlo bien y de una forma segura y sustentable.

Por lo menos inténtalo. Si no, pensarás que estoy loco. Si lo haces te sorprenderás de ver las cosas tan simples mencionadas arriba funcionar de igual forma o mejor de lo que hayas probado en el pasado.

O, simplemente convéncete de que estoy loco. Mucha gente lo ha hecho durante estos años. De cualquier forma luego luego llegarás a ver la luz – no sólo con el tema del ejercicio sino con todo. Porque tengo razón. Y el comer lo que quieres cuando quieras y el hacer entrenamiento minimalista es mucho más divertido que hacer las alternativas populares.

Como una última palabra sobre el ejercicio, y esta vez va muy en serio – deja que la reacción biológica corporal de la que ya hemos hablado, determine cuánta y qué tipo de ejercicio deberías de hacer. No puedo aconsejar en este libro, si TÚ deberías de hacer mucho o poco, o ninguno. Tú tienes que decidir eso. Si experimentas dolores extraños, perdida de sueño, micción frecuente, pies y manos frías, temperatura corporal baja, entonces deberías de saber lo que significa. Algo tendrá que cambiar.

¿Qué esperar de este programa?

Comenzamos este capítulo con un extracto de la versión anterior de este libro *Recupérate de las dietas* (*Diet Recovery*) sobre el tema que ahora vamos a abordar...

"Recuerden que, al principio, le estarás retando a tu metabolismo, a tu metabolismo de glucosa, a tu digestión y demás. ¡¡¡Eso no le hace a uno sentirse bien!!! Tendrás dolores de cabeza, te podrá salir acné, tendrás una mente espesa, quizás fatiga severa después de comer, un hambre fuera de control — particularmente si estás saliendo de una dieta baja en carbohidratos, acidez estomacal u otros problemas digestivos — estos son normales en la primera y segunda semana. Pero justo cuando empiezas a creer que te estás empachando con tanta comida algo muy bueno pasará. Empezarás a notar mejorías en cómo tu cuerpo lidia con todo. En vez de que el cuerpo intente escapar de las comidas problemáticas y de las fuertes y grandes, el mismo comenzará a superar la prueba, haciendo uso de las herramientas que le has dado y funcionando mucho, mucho mejor.

"Por lo tanto, es importante prepararse para el reto y fortalecerse psicológicamente con resistencia y persistencia. No va a ser divertido. Es como intentar ponerse en forma después de muchos años del surfeo en el sofá. Te cansas. Tienes agujetas. Tienes dolores. Pero te hace más fuerte, y lo verás".

No te puedo decir qué es lo que te vaya a pasar a ti cuando empieces a seguir esta guía. Tampoco te puedo dar tiempos exactos. Todo depende. Depende de tu edad, tu sexo, tu historial, tu genética/constitución corporal, y mucho más que no se puede decir con exactitud de cada individuo. Pero hay cosas generales que les pasa a una gran parte de la gente que va por este proceso. Hablaré en grandes porcentajes, lo que significa que diré lo que sucede con más frecuencia. No diré las cosas peculiares que a la mayoría de las personas no les suele pasar. Acá empezamos, con el lado más feo del espectro…

Problemas digestivos

Al principio, especialmente si tu dieta ha sido muy limitada por mucho tiempo, es probable que choques con turbulencias digestivas. Inclusive, al cambiarle a tu mascota su marca/tipo de comida, puede causarle problemas en su digestión hasta que se adapte a este simple cambio. El cambio que tú harás será mucho más dramático que simplemente reemplazar la marca del alimento de tu mascota. Así que no dejes que problemas de digestión como el edema, el reflujo/indigestión u otros problemas te saquen del camino. Puedes esperar estas cosas, y prepararte para ser resistente cuando surjan. Recuerden, el objetivo no es encontrar comidas seguras que no te causen problemas digestivos. Si haces eso, luego no podrás comer prácticamente nada. En cambio, el objetivo es mejorar tus habilidades digestivas, y permitir que tu camino digestivo se ajuste a comer lo que sea. Esta transición toma tiempo. Inclusive hay bacteria intestinal y sistemas de enzimas que tienen que cambiarse de lugar para que las cosas vayan bien. Pero una vez que hayas hecho esta transición y tu metabolismo se haya prendido, deberías poder digerir combinaciones imposibles y cantidades de comida como un jefazo. Esto puede llevarte de un par de días a más de un mes.

Fatiga extrema

Cuando pasas de un estado alto de estrés y de subalimentación a un estado sin estrés y sobrealimentación, tus glándulas adrenales se toman unas vacaciones. Es como cuando has comido a lo grande en un día festivo. Tus párpados parecen pesar una tonelada y te sientes calientito en todo el cuerpo. Lo único que quieres hacer es dormir como en un estado casi de coma. Existe la posibilidad de que te quedes en este estado de semi-coma por algunas semanas y quizás por un mes entero. Y si te estás recuperando de algo realmente severo – como un gran trastorno alimenticio, esta fase puede durar mucho más, como hasta un año entero. No te castigues por sentirte totalmente no productivo ni te enloquezcas pensando que algo está mal porque ya no serás la persona energética y positiva de antes. Hay que pasar tiempo en este estado, dándole la bienvenida con la mente abierta. Es un lugar de sanación.

La autora y endocrinóloga Diana Schwarzbein me impactó mucho con este concepto de vacaciones adrenales. Ella dice que el funcionar a basa de adrenalina y el cansarte mucho realmente te hace sentirte bien – mientras que el reconstruirse a uno le hace sentirse algo mal, como si el cuerpo y la mente se hubieran puesto más lentos, a la mitad de antes.

Los glucocorticoides, o nuestras hormonas de estrés, pueden crear euforia en grandes cantidades, y el callarlas puede causar sentimientos casi de tener el mono. He comparado trastornos alimenticios con adicción a las drogas porque el comer, una vez que hayas llegado a un cierto punto en la hambruna, te quita tus medicamentos estimulantes interiores y te hace sentirte mal y deprimido, y con la mente espesa. Prepárate para este tipo de sentimientos, y no dejes que te hagan sentirte que lo que estás haciendo es un desastre como una mujer que tuvo todas las reacciones NORMALES de una persona haciendo este programa después de estar en un estado de hacer dietas y de un metabolismo bajo y se enojó, la cito:

"El comer como tú sugieres ha sido la peor cosa que pude haberle hecho a mi cuerpo jamás. Hace tres años perdí 100 libras haciendo ejercicio y comiendo sano.

Cuando miré tus escritos para averiguar sobre el estrés que tengo en mi vida, las cosas se fueron para abajo. Subí más de 12 libras en 10 días, me sentía fatigada todo el tiempo, me enojé mucho al ver que no bajaba mi nivel de estrés y sigo subiendo de peso a pesar de modificar me dieta para incluir comidas integrales y completas. Estoy hinchada, tengo gases y fatiga, me siento enferma, frustrada y triste por haber hecho esta dieta de sal, azúcar, grasas saturadas y almidones que tú vendes tan elocuentemente en tus escritos basura.

Esto no es más que la explotación de gente que quiere equilibrar sus vidas. Gracias por el peso extra, Sr. Stone. Qué bueno que te funcionó, y una pena que nos joda a los demás".

Caos menstrual

El ciclo de la mujer es algo muy sensible. Mientras casi todas las mujeres observan ritmos regulares y una ausencia de problemas menstruales como el síndrome premenstrual, cólico, edema, etc. – casi todas las mujeres que hubieran perdido sus reglas las ven regresar rápidamente, cosas muy peculiares pueden pasar en el ciclo menstrual para los primeros ciclos. El caos es una buena palabra para describir este fenómeno. Parece que el cambiar el metabolismo crea alteraciones contundentes, y es común tener dos reglas al mes, o tener un flujo muy ligero o muy pesado con coagulaciones muy grandes y tener ni más ni menos que caos menstrual durante los primeros 2-4 ciclos después de empezar el descanso y la realimentación. Siempre y cuando veas mejorías en muchos de los otros factores metabólicos, no pierdas el camino buscando remedios u otras dietas para "arreglar" estos problemas.

Acné

Podría diseñar cuatro o cinco programas maravillosos que dejarían tu piel tan clara como la orina de una persona anoréxica. Cero carbohidratos, ayunas de jugos, dietas sin azúcar – hay muchos. El problema es que, en cuanto regreses a comer normal, la piel se pone peor que antes. Si otras personas pueden comer lo que sea y tener la piel sin explosiones de acné, tú también puedes. Es cuestión de hacer que funcione correctamente tu cuerpo.

Bueno, esto es lo que yo le digo a la gente que teme volver a tener acné haciendo el descanso y la realimentación. Algunos se sorprenden de que su acné no regresa para nada y a otros les salen bastante al principio del programa.

Si observas algunas irrupciones en tu cara y/o cuerpo, puede esperar que esto se ponga peor por 1-4 semanas antes de establecerse. Entonces la piel debería de tener cada vez menos inflamación hasta que el problema desaparezca y la piel se ponga mejor, más suave y aterciopelada que hace años. No merece la pena dejar de tener la oportunidad de comer todo tipo de macronutrientes y comidas por tener la piel sin acné. Es posible superar tendencias crónicas en cualquier área, especialmente en la piel.

Dolores corporales

Con una realimentación inicialmente suele haber edema o retención de agua, lo que puede causar dolor físico, además de algunos otros mecanismos que puedan ser dolorosos. Uno de nuestros medicamentos antinflamatorios interiores es el cortisol. Como mencioné antes, las glándulas adrenales que producen el cortisol se toman algo así como unas vacaciones. A veces pasa que hay un periodo temporal de hasta un mes o dos cuando los niveles de dolor pueden ser altos – especialmente si uno tiene un historial de dolores en las articulaciones. A veces una cantidad pequeña de aspirina puede ayudar con el dolor.

Cambios en la composición corporal

Cuando tu temperatura está debajo de lo normal, te puedes considerar preparado para subir de peso. Desde el momento en que la temperatura está todavía baja hasta que llegue a su rango ideal, tienes mucha más probabilidad de subir de peso. Pero no es tan simple como pensar que te vayas a engordar haciendo esto. Hay muchas más cosas pasando por debajo de la superficie.

Antes de continuar, es muy importante saber, definitivamente, que nuestros cuerpos poseen un sistema muy elaborado de regulación de energía. Los intentos conscientes de manejar y cambiar al sistema resultan en efectos contrarios muchas veces, y uno de los resultados es una baja en el ritmo metabólico. Otro es una reducción en las hormonas de la juventud (progesterona, testosterona, DHEA, hormonas de la tiroides etc.) que tiene una tendencia conocida de introducir el combustible de la comida en la producción de tejidos musculares, de hueso, sangre, de dar calor y energía – y un aumento en las hormonas que llevan la comida hacia la células grasosas (como el cortisol).

Todas las hormonas mencionadas arriba se controlan desde una central de comando para la regulación de energía, que es el hipotálamo en el cerebro. No es que estas hormonas funcionen aisladamente. Pero el centro de comando no funciona al azar para determinar cómo la energía debería de ser distribuida. En cambio, hay muchos diferentes factores, y muchos de ellos han entrado en acción antes de que hubiéramos nacido, como el número y el tamaño de las células grasosas. El mensajero más importante de información en cuanto al estatus energético viene de hormonas como el leptin que residen en los tejidos grasosos. Es un diseño genial, la verdad, porque cuando los niveles de grasa bajan, mandan una señal de escasez, y los niveles de grasa en aumento mandan un mensaje de abundancia.

Por supuesto, por razones no del todo entendidas por la ciencia moderna, al hipotálamo de muchas personas no le está llegando la señal. Da igual el peso o las tendencias pasadas o misterios como la de la "resistencia al leptin", yo he encontrado que universalmente todos responden igual ante un superávit de ingestión de comida – se manda una señal de abundancia. El metabolismo sube sustancialmente. El ritmo de la subida de peso baja hasta parar por completo – que coincide con la llegada a lo que se considera una temperatura "normal".

Por lo tanto, es probable que subas de peso al principio, y que la mayoría sea grasa y agua (la tendencia de tener edema o retención del agua es mucho más alto con un ritmo metabólico lento). Lo que importa es la grasa misma, porque las hormonas dentro de la grasa mandan una señal de abundancia al cerebro, y entonces se reordena tu paisaje hormonal, cambiándole a uno mucho más propenso a tener salud y el buen funcionamiento de los sistemas principales corporales (digestivo, reproductivo, cardiovascular, osmoregulatorio, etc.). Lo que quiero decir es que no intentes evitar la subida de peso. Esto sería como el intentar ser rico evitando el dinero. La grasa es tu amiga.

Estas grasas se acumulan inicialmente de forma rápida en el abdomen u otras áreas del cuerpo durante la recuperación metabólica. Algunos piensan que es por el deseo del cuerpo de añadir grasa alrededor de los órganos vitales para protegerlos de la hipotermia (temperatura corporal baja). En el pasado yo pensaba que era para subministrar energía a los órganos internos pero da igual el por qué. Lo que importa es que va a pasar durante la primera fase de tu recuperación, y tienes que estar preparado – no volverte nervioso y frustrarte a las primeras de cambio y abandonar el barco con estos cambios iniciales.

Entonces, al principio subirás de peso rápidamente, luego será más lento hasta parar por completo. Es posible que subas solamente durante dos semanas. O podría ser por un par de meses – quizás 15 libras (6,8 kg) en el primer mes, 10 (4,5 kg) en el segundo, 5 (2,2 kg) en el tercero y luego nada en el cuarto. Recomiendo que simplemente lo hagas para quitarlo del medio. El subir de peso es terrorífico. Cuando dejes de subir tendrás un gran alivio y podrás enfocarte en completar tu recuperación. A esto lo llamo el llegar a la subida cero comiendo cantidades enormes de la comida más sabrosa que más engorda para llegar a estar a prueba de la subida de grasa. Es un primer paso muy importante.

También es muy importante seguir este proceso hasta su fin. Al principio subirás en el abdomen y luego en el resto del cuerpo – añadiendo grasa subcutánea, la que se suele considerar protectora y hasta saludable. Mientras tanto, más y más de tu subida de peso consistirá en masa de tejidos de órganos, de hueso, de músculo y de glucógeno. En otras palabras, las ÚLTIMAS 10 libras (4.5 kg) que puedas ganar durante la recuperación serán las más importantes. Éstas te reponen y le dan al cuerpo la capacidad de mejorar su composición estética.

Una vez que haya pasado esto, y mucha de la grasa en el abdomen haya sido redistribuida a otras partes del cuerpo y tus tejidos saludables hayan sido repuestos… ENTONCES, PODRÍAS empezar a bajar un poco de gordura. Algunos lo pueden hacer, otros no. Pero nosotros como seres humanos desde luego que tenemos mecanismos que permiten al cuerpo bajar de peso sin ningún esfuerzo consciente de bajar de calorías ni de quemarlo con ejercicio. Las mujeres después de dar a luz son buenos ejemplos porque ellas, sin esfuerzo consciente, muchas veces sienten calor y entran en un estado hipermetabólico para bajar 30-40 libras o más (13,6-18,1 kg) en los primeros seis meses después de dar a luz. Otras mujeres siguen con su peso hasta que dejan de amamantar. Es cuestión de encontrar la habilidad innata de tu cuerpo para bajar de peso sin esfuerzo.

No puedo, de buena fe, recomendar que hagas otra cosa que no sea continuar con el metabolismo alto y el buen funcionamiento físico hasta donde te lleve, y seguir hasta completar el ciclo — inclusive si se tarda un par de años. Creo que el peso se irá con el mantenimiento persistente de un ritmo metabólico alto, el comer en abundancia en un horario regular, el hacer ejercicio enfocado en el progreso, con el dormir bien y el evitar la montaña rusa de hacer dietas como si fuese una plaga. Esta creencia la baso en mi propia experiencia y en la de otros entrenadores como Billy Craig, quien ha guiado a docenas de personas en un proceso de bajar de peso comiendo abundantes calorías.

Si llegas a bajar, bien. Si no, por lo menos estarás sano y habrás hecho una inversión muy positiva en tu bienestar a largo plazo. Una cosa tenla por seguro, ninguna dieta ni régimen alocado y no sustentable de ejercicio va a arreglar el problema. Lo único que hará es mandar tu metabolismo de vuelta al abismo y preparar tu cuerpo para subir de peso más allá de donde empezaste si hubieras llevado este proceso a su culminación. Es importante resistir la tentación de hacer una dieta, y no caer en la idea de una bajada de peso veloz. Probablemente volverás a subir si haces un esfuerzo consciente para forzar una bajada de peso. En muchas de las investigaciones sobre la obesidad a esto se le llama "bajada de peso intencional" y tiene algunos efectos negativos, incluyendo el subir de peso más allá de tu peso al comenzar la dieta.

No te pongas nervioso, ni creas que con esto tus posibilidades de tener éxito van a ser tan pocas que para siempre tendrás el cuerpo en forma del "Señor cara de papa". No es así, y creo que encontrarás, como muchos, que al final tendrás un físico muscular y con características que denotan fertilidad (un físico más masculino y muscular para los hombres – y un físico voluptuoso y femenino para las mujeres, con pechos y glúteos más pronunciados).

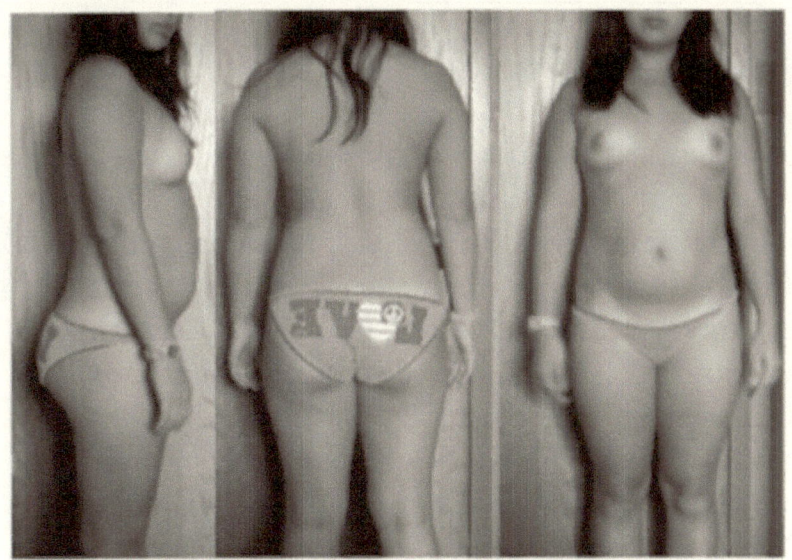

10-5-11 10am   135 pounds at 5'2"

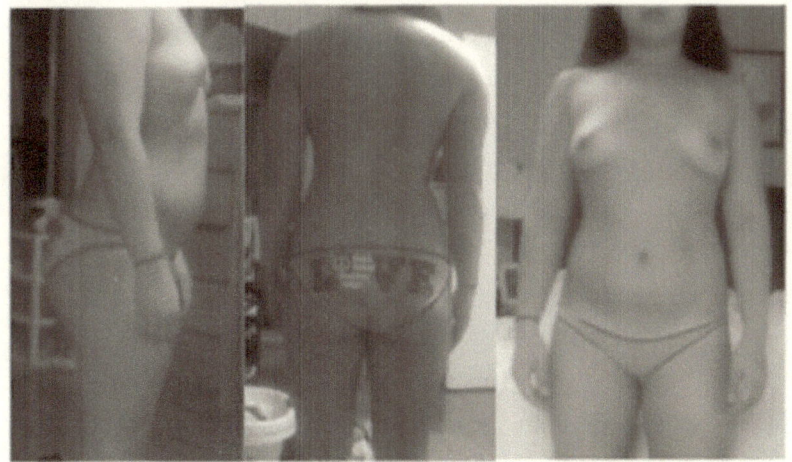

1-11-13 10am   143 pounds at 5'2"

la imagen: 10-5-11 10 am - 61 kg en 157 cm
a continuación la imagen: 1-11-13 10am - 65 kg en
157 cm

No tengo documentación para estos cambios de composición corporal porque trato de substraer el énfasis de lo estético – que es una obsesión no productiva en el agujero oscuro de hacer dietas. Pero arriba incluyo un ejemplo de una mujer que, con una subida de peso de 8 libras (3,6 kg) (creo llegó hasta 160 libras o 73kg si no me equivoco) después de terminar con este proceso y ha visto mejorías impresionantes en los biomarcadores básicos de su metabolismo, un abdomen más plano, aumento en el tamaño de los pechos y líneas curvadas y voluptuosas – para ella este proceso llevó aproximadamente un año (la foto del 2011 fue tomada después de haber hecho una dieta y mucho jogging). Ella es piscis. Para pasarlo bien llámala: (985) 655-2500

¡Es broma! No, ahora en serio. Estos son algunos de los cambios más negativos y que te puedan dar miedo en la fase inicial del proceso. Ahora hablemos de algunos de los aspectos que son bienvenidos y maravillosos. Ya hemos mencionado algunos de los aspectos positivos de un metabolismo alto anteriormente, así que pasaremos de forma suave como lo hace un pene erecto y duro supermetabólico en una mojada y jugosa vagina supermetabólica. (Claro, después de las imágenes anteriores, cómo no voy a estar pensando en una metáfora similar, especialmente sabiendo que ella usó, en un email que me escribió, la palabra "cubos" para describir las cantidades lubricación vaginal que tiene ahora).

Aumento de temperatura corporal

Obviamente deberías de experimentar un aumento real, sustancial y genuino de tu temperatura corporal. Este es el objetivo en el diseño de este programa, y el hacer pequeños cambios y mejorías por el camino. ¿Cuánto tiempo llevará? Algunos ven un aumento en las primeras 48 horas. Otros ven un aumento lento y estable que tarda semanas o inclusive meses para superar los 98°F (36,6° C). El ir a por todas, comiendo y disfrutando de comidas decadentes, el no sentirse culpable ni con miedo, llegando a altos niveles de calorías puede acelerar dramáticamente el proceso. No todos están cómodos con un empezar así dado el gran miedo y los patrones crónicos de pensamiento sobre el peso corporal y la autoestima, lo que puede prolongar mucho este proceso del mejoramiento metabólico.

Aumento de la fuerza

Quieras o no, ganarás músculo durante este proceso (al menos que seas un culturista en descanso) y ganarás fuerza. El propósito principal de este programa es poner el cuerpo en un estado anabólico de bajo estrés o de crecimiento por un periodo extendido.

Si haces un poco de pesas, como ya hablamos, es probable que ganes fuerza el doble de rápido que en circunstancias normales, y cuatro o cinco veces más rápido que si no haces ningún tipo de entrenamiento. Cuando paso por un periodo agresivo de realimentación por tres meses, veo un aumento enorme en el tamaño muscular y la fuerza más allá de lo que hubiera experimentado. Al lado de mi cuarto de niño teníamos un gimnasio de pesas y llegué a ser un deportista

competitivo que entrenaba duro hasta llegar al nivel de
la universidad, lo que quiere decir que en mi vida me he
entrenado bastante fuerte con resultados mínimos – y
ahora en un contexto de superávit de calorías y
durmiendo 10 horas la noche vi resultados fenomenales.

Dientes fuertes y resistentes

Come todo el azúcar blanco que quieras, pero si has
entrado en un estado alto metabólicamente y de bajo
estrés, verás mejorías en la fuerza y blancura de tus
dientes. Los dientes tienen características similares a los
huesos en cuanto a lo que les afecta y específicamente,
en lo que se refiere a la fuerza y sanidad. Cuando el
cuerpo está en un estado anabólico de crecimiento, se
crea una capa de minerales y proteínas en tejidos duros
como los huesos y los dientes, y deberías de ver a
ambos ponerse más fuertes de forma significativa. Un
par de personas han visto sus empastes caerse del diente
y nuevos tejidos dentales rellenar las cavidades
anteriores – algo que se cree que es imposible.

Por lo menos deberías de sentir menos sensibilidad
en los dientes. Al principio, el comer azúcar o el beber
bebidas frías o calientes pueden causar un poco de
dolor. Con el tiempo notarás, como muchos otros, que
las comidas problemáticas ya no causan problemas. Yo
tengo una obsesión extraña con los dientes y con la
salud dental porque la veo como una señal exteriorizada
de la salud. Siempre he sido muy consciente de cómo
los varios cambios fisiológicos y dietas impactan en los
dientes – hasta el punto de que yo sólo limpio mis
dientes una o dos veces a la semana para estar seguro

que nada vaya mal interiormente (porque, si es así, se manifiesta en dolor de dientes).

Hay una cantidad enorme de investigación actual y del pasado que demuestra la importancia de tener dientes sanos y fuertes sin caries para tener resistencia a las enfermedades degenerativas. Puedes considerar mejorías en este sentido como una inversión muy positiva en tu bienestar en general.

Más libido y mejor función sexual

No entraré en mucho detalle en esta sección ya que ya me pasé con demasiada información no apropiado antes, pero más apetito para el sexo y mejorías en la función sexual (mejores erecciones para hombre como grandes aumentos en el volumen de la eyaculación y movilidad del semen... y más lubricante y mayor fertilidad en las mujeres) se espera con un aumento en el ritmo metabólico. El observar mejorías en este sentido es una señal segura de ir por el camino correcto.

Piel más suave y húmeda

Con una subida en el ritmo metabólico, especialmente si no tomas fluidos en exceso, verás probablemente una mejoría en la suavidad y la humedad de la piel. Esto es particularmente cierto si tienes la marcas de un metabolismo bajo de las manos/pies/pantorrillas secas.

Estados de ánimo más calmados y estables

El estar bien alimentado lleva a sentimientos agradables y al buen humor, igual que el hambre causa irritabilidad y cambios en el estado de humor – hasta que, en inglés se ha inventado una nueva palabra combinando las palabras "hungry" (hambre) con "angry" (enojo) para hacer la palabra "hangry". Tu sistema debe de volverse más estable después de una montaña rusa inicial mientras te vayas aclimatando a los cambios, teniendo cada vez más estables el estado de ánimo, niveles de energía y la composición química del cuerpo.

Con esto surge un punto importante que no he mencionado en ninguna otra parte – la estabilidad de los niveles de azúcar en la sangre están vinculados estrechamente con el ritmo metabólico porque el ritmo metabólico afecta los niveles de carbohidratos en el hígado y, en general la función del hígado, niveles de ácidos grasos, sensibilidad a la insulina, glucocorticoides y otros factores que afectan mucho el metabolismo de la glucosa. No tienes que vivir con "hipoglicemia" o lo que consideres como cambios en niveles de azúcar en la sangre. Puedes superar estas condiciones y sentirte completamente estable y calmado después de comer varias porciones de tarta o pastel de chocolate o cualquier comida que normalmente en ti desencadenaría una reacción. Inclusive el Dr. Broda Barnes escribió un libro que se llama *Esperanza para la hipoglicemia* (*Hope for Hypoglycemia*) y usó un pastel como ejemplo.

Dormir mejor

Cuando el metabolismo declina con la edad y la vejez, la calidad del sueño sufre. Creo que esto se relaciona con una batalla de toma y daca entre el metabolismo con el estrés. Las hormonas del estés como la aldosterona y la adrenalina llegan a su punto más alto por la noche, con grandes subidas de cortisol por la mañana temprano. Mientras más lento es el ritmo metabólico, más marcadas son las subidas de estas hormonas. Una de las cosas más comunes que sucede con un metabolismo dañado es el despertarse entre las 2 y las 4 de la mañana con ganas de orinar (las hormonas del estrés son diuréticas por naturaleza) y coinciden con la gran subida de adrenalina cada noche. A peor metabolismo, uno se despierta más frecuentemente con más efectos secundarios por las subidas de adrenalina como el pulso errático, ataques de ansiedad, demasiada actividad cerebral o nocturia (el orinar de forma excesiva por la noche) y la incapacidad de volver a dormir sin comer algo.

La cantidad de horas de sueño baja con la edad, desde más de la mitad del día cuando uno es un bebé hasta sólo un tercio del día en la vejez. El metabolismo tiene mucho que ver con la cantidad y la profundidad del sueño y con un declive generalizado durante la vida. Cuando sube, es típico experimentar más profundidad y cantidad de sueño, y deberías de notar mejor sueño y sentirte más descansado también – a veces instantáneamente después un solo día de comer en grande.

Mejorías en las alergias y la sensibilidad alimenticia

Dado que la semi-hambruna y el resultante declive del metabolismo causan permeabilidad intestinal y un aumento en la reacción inflamatoria, además de otros cambios no deseados…

"Hay razones para pensar que el revestimiento epitelial del tracto gastrointestinal se vuelve más permeable para los microorganismos cuando hay falta de nutrición severa. Los cambios morfológicos en el tracto intestinal sugieren esto fuertemente".

Ancel Keys; *The Biology of Human Starvation (La biología de la hambruna humana)*

...las alergias y las intolerancias son la norma, no la excepción. Mientras que se puede quitar ciertas comidas de la dieta a corto plazo, si no tomas acción para parar la causa de tus hipersensibilidades, no harás otra cosa que no sea desarrollar más sensibilidades y más restricciones – repitiendo esto hasta que estés en una situación de no poder comer casi nada.

Recomiendo, para la mayoría de la gente, que vean la restricción dietética como el último recurso – no lo que se hace primero. El quitar ciertas comidas de tu dieta te debilita física, psicológica, social y emocionalmente. Esto sucede especialmente con los granos y los lácteos, los cuales afectarán negativamente a la vida social y emocional de uno porque son tan prevalentes en las dietas del mundo y son lo se combina para crear las comidas más sabrosas. Te doy permiso para que comas todo lo que quieras, sin restricciones, y usar la actitud presentada en este libro para mejorar tu tolerancia a ciertas cosas en vez de usar estrategias de evasión.

No todos podrán superar sus demonios alimentarios, pero muchos se sorprenderán cuando encuentren que sus alergias y sensibilidades eran realmente el resultado de la disfunción sistémica de sus cuerpos, y no algo que estuviera mal con la comida en sí. Esto es el resultado verdadero del descansar y realimentar. Si no puedes comer ciertas comidas, está bien. No morirás de una deficiencia de gluten. Pero por lo menos inténtalo porque la libertad alimenticia es muy amplia, especialmente si llegas a arreglar tu hipersensibilidad natural.

Perdida de antojos y cambios en el apetito

Para la típica persona que decide hacer este programa de descansar y realimentarse, el apetito se descontrola. No podrás comer lo suficiente. Luego, el apetito baja un poco y después casi desaparece. Todo esto es normal. Yo que tú seguiría las señales naturales de tu cuerpo sobre el apetito durante este proceso, al menos que, con el declive en el apetito veas volver con fuerza los síntomas de metabolismo bajo y tus temperaturas bajen de forma significativa. Si esto pasa, es probablemente mejor comer aun no teniendo mucha hambre.

Los antojos desaparecen con mucho más rapidez. Por supuesto, si te estás permitiendo introducir aquellas comidas que hayas estado restringiendo por un tiempo, puedes esperar una gran sensación "pornográfica" a comerlas al principio y luego tendrás un apetito insaciables por estas comidas durante una semana o dos. Todo eso es normal. Pero los antojos no suelen perdurar después de una semana o dos al menos que:

1. Te estás sintiendo culpable y mal por las comidas que se te antojan y que ahora te permites comer
2. Todavía las estás restringiendo de alguna forma

Si tienes una larga historia de antojos fuertes por ciertas comidas – como, por ejemplo chocolate, o patatas fritas – deberías de sobre subastar tu casa, coche, escritorio... hasta que te hartes y el estado de excitación se neutralice. No hay ninguna razón para sentir miedo por ninguna comida. Los antojos crónicos se pueden curar en una semana y de forma permanente. El realimentarse con todas las comidas que uno pueda desear en abundancia de forma consistente elimina esta tendencia, además de la tendencia al sobre comer, sin excepciones.

Este cambio fundamentalmente fisiológico y psicológico puede ir más allá del tema de los antojos de la comida y permear otras adicciones o comportamientos compulsivos. Cuando pases por esta experiencia con la comida y sientas una estabilidad interior mucho mayor, piensa en mirar los otros vicios también. A nadie le gusta ser esclavo de nada.

Bueno, menos tú, computadora linda. Te queremos mucho. Favor de no destruir este libro en el que trabajamos mucho (entremedio del disfrute de videojuegos y el refrescar la página de "Google Analytics" 40 veces por día). Haremos todo lo que nos pida.

Perdón, eso fue algo tonto. Mi cerebro está frito de mirar tantos videos en YouTube hoy. No, no tengo adicción. Es sólo que no puedo salir de casa muchos días ni comer ni lavar los platos por todos los videos que me faltan por ver. Además, tengo que refrescar la página siempre. Me corta un poco mi vida social y mis necesidades físicas. Pero, claro, el ver y conversar con la gente en persona está anticuado ya. ¡Estamos en el año

2014! ¡Inscríbete en el Facebook! Es broma, estoy de broma.

Redirigiendo el perfeccionismo

Bueno, gente, supongo que ya es hora de ir cerrando esto. Pero no te voy a dejar escapar sin mirar con más profundidad el tema psicológico que te haya metido en este problema. Sí, claro, es importante y necesario mirar esto. Es la pieza que no puede quedarse fuera.

Una característica común que encontramos entre los y las que tienen trastornos alimentarios es el perfeccionismo. Es prevalente en los que son capaces de vencer los deseos internos del cuerpo con insistencia necia hasta el punto de ponerse en peligro a sí mismos. Mientras no sugiero que todos los que hacen dietas tengan un trastorno alimentario, sí creo que un deseo muy humano nos lleva a esto...

Y es el deseo de mejorar.

El deseo de ser mejor que otros y mejor que nosotros mismos en el estado en el que estamos.

¿No es lo que te motivó a perseguir la inmortalidad o una forma física mejor con una dieta destructiva para el metabolismo? Sé que es lo que me pasó a mí. Con 8 o 9 años empecé leyendo mis cajas de cereales, viendo las listas de vitaminas, minerales y fibras con números asociados a cada uno. Empecé a buscar cereales con los porcentajes más altos, y sentía gratificación y orgullo sobre esta decisión "sabia". Era una oportunidad para mejorar.

Más tarde, dentro de la cultura centrada en los deportes, desarrollé una actitud similar con el ejercicio y me llevó a tener hábitos aún más auto-destructivos.

Esta trayectoria que se va escalando en cuanto a querer comer a la perfección y el hacer hazañas sobrehumanas me llevó a un punto de casi morirme de hambre en medio de la nada, muerto de frío, asexual, estreñido, sin poder dormir, meando sin parar, con un hambre impresionante, inestable emocionalmente y solo, muy parecido al famoso Chris McCandless, en quien se basa el libro *Into the Wild* de Jon Krakauer.

La única cosa que veo como una razón sustancial para hacer dietas es el miedo. He encontrado a mucha gente que ven a alguien morirse de una enfermedad terrible y quieren cuidarse mejor, en parte por el puro miedo. Por supuesto, con su deseo de ser más sano, fácilmente son mal guiados por los promocionadores nutricionales con sus consejos tipo trastornos alimentarios y sus ilusiones de grandeza – y llevados por el túnel obscuro del fracaso metabólico. Acto seguido viene la enfermedad, y un deseo intensificado de comer y vivir a la perfección.

De cualquier manera, el deseo de ser perfecto, o por lo menos mejorarse, es la chispa motriz que lleva el deseo más simple de tener una mejor salud hasta llegar a ser atropellado por un tren de carga que destruye las vidas que deseábamos intensamente mejorar.

Lo primero que quiero compartir contigo en este sentido es que tienes que dejar ir la idea de que tu cuerpo físico puede ser perfecto. Si no puedes dejarla ir, siempre fracasarás de alguna manera, inclusive cuando tengas éxito.

El programa "básico", como para así decirlo, ayuda sin excepción a la gente a funcionar mejor en algunas, sin decir todas, las funciones importantes físicas (digestión, sexo, estados de ánimo, el dormir, la fuerza, el metabolismo, salud dental, etc.). Pero nadie funciona perfectamente. Ni se ve perfecto siempre. Ni vive para siempre. Ni deja de notar declive con la vejez.

Intenta usar este programa para restaurar algo de funcionalidad básica – hasta el punto en que te sientas lo suficientemente bien como para hacer las cosas que quieres hacer en la vida. Hazlas y deja estas dietas de mierda detrás. Intenta olvidarte de tu apariencia física. Mientras menos atención prestes a estas cosas, más sano y atractivo te pondrás con toda probabilidad y sin darte cuenta, más que cuando estuvieras haciendo dietas contraproducentes.

Como he dicho muchas veces y en muchos lugares, "Tienes que resolver tu problema de sobrepeso para bajar de peso, y no bajar de peso para resolver tu problema de sobrepeso". En otras palabras, deja de pensar en bajar de peso y hacer dietas y otras formas de esforzarte para bajar de peso – y pensar que algo está mal contigo. Entonces posiblemente verás las mejorías cuando menos te lo esperes.

Claro, es fácil motivarte a ti mismo en el momento y creer que tú puedes trascender las emociones negativas ligadas a tu imagen corporal. Pero el hacerlo consistentemente es otra cosa. Tengo algunas palabras para compartir sobre esto, y luego continuaremos con lo más importante de este capítulo – el encontrar algo para reemplazar tanta energía y tiempo invertido en la obsesión con el cuerpo y la imagen.

Con el tema de la apariencia física, muchos de nosotros pensamos mucho en eso y pasamos ratos emocionalmente difíciles en este sentido. Nos miramos en el espejo y nos recuerda que ya no estamos tan delgados como antes. Vemos fotos recientes tomadas de nosotros y nos da un pequeño susto, o miramos fotos de hace mucho tiempo y nos preguntamos que qué pasó. Nos enfrentamos a una quiebra emocional cada vez que vamos a comprar ropa.

Tienes que romper con este ciclo. Cada ser humano, después de los 30 años, ve un declive en su apariencia física. No nos ponemos más atractivos con la edad, y me gusta usar la frase "es un bien que se devalúa" para describir la belleza física. Es realmente una maldición basar tu autoestima en ser guapo, ya que poco a poco se irá, minando tu autoestima con el tiempo.

En las relaciones e inclusive encuentros casuales, lo que es determinante de tu atracción es tu confianza o autoestima – prefiero usar el término autovaloración. Tu autovaloración se determina con tus propios sentimientos de lograr algo, tus habilidades en ciertos ámbitos, tu poder vocacional y económico, tu inteligencia, tu sentido de humor, tus afiliaciones religiosas, tu generosidad o hasta cualquier cosa que te pueda hacerte sentir orgulloso. Mientras los atributos físicos son importantes en todo esto, no es lo único. Si fuera así, un hombre viejo y rico no podría atraer a una mujer joven y guapa. Pero sí lo hacen. Y las mujeres SÍ que encuentran a los hombres mayores atractivos porque la atracción va mucho más allá que lo físico. Si hay un hombre con gran riqueza, reconocimiento internacional por sus habilidades e inteligencia, y que tiene más actitud y confianza en sí mismo que un hombre joven, guapo, musculoso y pobre que no sabe completar una oración nueve veces de diez. Por supuesto ganará el rico. La belleza física te puede abrir puertas, pero no te puede llevar hasta el otro lado.

Para las mujeres, la belleza física, en muchas circunstancias, sí que te puede llevar hasta el otro lado. Sin embargo, si tu autoestima depende de tu apariencia física, tendrás que sufrir mucho. Es probable que solamente a los hombres a los que les importa demasiado la apariencia física te busquen, y ten por seguro que no vas a poder mantener esta apariencia para siempre. Prepárate para un largo camino hacia la vejez con muchas cirugías plásticas e inseguridad culminándose en el ser reemplazada por un modelo más nuevo. Si atrajiste a alguien con la apariencia y esta apariencia cambia, pierdes la atracción.

En fin, podríamos seguir con este tema, deconstruyendo cada elemento del por qué es tan poco inteligente poner tanto tiempo, esfuerzo y énfasis en la apariencia física. En resumen, si atraes a alguien con tu belleza física pero no has cultivado otras habilidades, valores o cualidades – prepárate para atraer a gente superficial que con el tiempo tendrán cada vez menos interés en ti.

Esto es obviamente mucha propaganda para que pongas tu enfoque en otras cosas. Y que redirijas tu motivación, ambición y tendencias perfeccionistas hacia otros intereses. Busca algo más para poner de tu tiempo y esfuerzo. Es probable que no puedas dejar de ser un fanático de la salud sin encontrar un sustituto que la reemplace.

¿Te imaginas cuánto podrías aprender dedicándote al cultivo creativo del arte o la música poniéndole tanto tiempo como le pones al peso corporal, la nutrición y la salud?

¿Qué tal si encuentras la forma de empezar un negocio – o traer al mundo un producto o servicio nuevo e ingenioso? ¿Puedes imaginar cuánto dinero podrías ganar en una década si pusieras tal cantidad de tiempo y esfuerzo como le pones ahora en tu salud, dieta y composición corporal? Mi negocio subió en un 2.061% desde diciembre del 2009 hasta diciembre del 2012. Y yo soy un pésimo hombre de negocios sin motivación para ser rico. Simplemente vendo eBooks por menos de $10. Un buen amigo mío que tiene 32 años va a ganar 4 millones de dólares este año vendiendo crema para quitar lunares que formuló en su sótano después de leer un artículo escrito por el Dr. Weil. ¡Y sólo trabaja 15 horas a la semana!

¿O qué tal si estudias algo que te guste tanto como la salud? El conocimiento tiene mucho valor, da igual de lo que sea, si lo desarrollas lo suficiente. La persona que a mí me inspiró a empezar mis estudios formales de la salud me llamó mucho la atención cuando dijo…

"Estudia algo por dos horas al día y podrás ser unos de los expertos más importantes en el mundo en siete años. Estudia algo por cuatro horas al día y serás un experto mundial en el tema en

cuatro años. Estudia algo por ocho horas al día y serás un experto mundial en sólo dos años". - John Demartini

O por lo menos creo que eso es lo que dijo. Quizás estén mal los números, pero se entiende la idea en general.

Claro, tienes que tener muchísimo interés en lo que estás haciendo para obtener un gran conocimiento y talento. Lo más importante es que pases tu tiempo haciendo exactamente lo que quieres hacer, y no dejándote obsesionar en exceso con tu salud ni con la dieta. No creo que te vayas a arrepentir de hacerte un violinista, ni un experto en películas, ni un mejor padre. Esto, siempre y cuando seas capaz de redirigir tu atención obsesiva hacia algo más allá de tu apariencia y tus micronutrientes. De ese modo, puedo prácticamente garantizarte que tendrás más sexo si te haces rico, gran conocedor o experto en algo – si la atracción es lo que te motiva a hacer tantas abdominales y ayunos de jugo.

En resumen:

Para recuperarte completamente de la sobre-intelectualización de tu dieta y tus prácticas de salud.

Y para recuperarte completamente de la preocupación crónica de tu salud y tu peso corporal.

Tienes que encontrar algo para reemplazar esta fijación con la salud. El fanatismo y la obsesión con tu cuerpo operan como una adicción. No hay sustituto para un sustituto. Si puedes encontrar algo, ojalá sea algo en que tengas un interés natural (como el aprender a tocar un instrumento o dejar a tu esposo o viajar por el mundo, o todas estas cosas), y hacerlo con todo tu corazón, alma y pasión – tendrás mucho más chance de

ser exitoso. Si estás aburrido y vives la vida con
pasotismo y sin inspiración, entonces, va a ser difícil no
pensar de una forma neurótica y repetitivamente en lo
que comes y en el porcentaje de grasa que tienes hoy en
tu cuerpo.

Un jardín se llena de malas hierbas si no plantas
nada. El plantar flores bonitas y tomates jugosos
previene que lo malo aparezca y te quite tu vida. Llena
tu vida con lo que quieras llenarla, porque si no, se
llenará de cosas molestas que se pondrán en tu camino.

Y quizás lo más importante, es realmente procurar,
igual que con tu dieta y prácticas de salud, que estés
haciendo realmente lo que TÚ quieres hacer. No lo que
crees que DEBERÍAS de hacer basado en obligaciones
morales ni en el auto-odio. Y no lo que alguien más cree
que deberías de hacer. Deberías de hacer lo que sea
genuinamente y auténticamente tuyo.

Hay que seguir el camino más simple una vez más, y
haz exactamente lo que te parece más interesante y lo
que más te inspira en cualquier momento dado, y sigue
tus impulsos. Pasa tiempo haciendo algo que siempre te
ha encantado pero no has podido hacer por las
obligaciones que se te interponen. Haz algo que te llame
tanto la atención que los más cercanos a ti tengan que
sacarte de vez en cuando de allí. Haz algo que quizás
otros vean como trabajo pero que tú no puedas dejar de
hacerlo. Es diferente para todos. Pero deberías de ser
MÁS tú, no MENOS tú a través de no acoplarte a los
sueños de otros ni obtener algo por la envida ni la
idolatría. Si es fácil para ti y no requiere de ningún
esfuerzo ni motivación para hacerlo, mientras que para
otras cosas necesitas mucha motivación, entonces, has

encontrado algo en lo que te puedes sumergir. Este nuevo "algo" será dinámico y cambiante. ¡Síguelo!

Ok, ok, suficiente con este discurso motivacional. Si sigo así me dará nauseas al editar esta sección. Y no podré comer lo suficiente para mantener un metabolismo alto, ¡jajaja!

Suerte a todos con empezar un nuevo capítulo en sus vidas. Es posible que tú hayas pasado los últimos 10 a 20 años en una relación abusiva y sobre analítica contigo mismo, con la comida y demás. Es hora de romper este patrón y regresar a este libro y/o a mi sitio web lo más frecuentemente posible para que te ofrezca apoyo y te afirme (por un tiempo, y luego es mejor que no leas NADA relacionado con el tema de la salud). No quieres que el siguiente capítulo de tu vida sea como el último. Y tampoco quieres que el dinero que hubieras gastado en este libro sea en vano, ni que todo lo que he escrito aquí se vaya desvaneciendo en los rincones de tu mente para ser eclipsado por un infomercial o publirreportaje de madrugada.

(Yo iba a escribir un par de oraciones más, pero me gusta el haber terminado esta sección con palabras que me ponen como "infomercial" y "publirreportaje" – y por supuesto esta frase ya no cuenta porque está en paréntesis… Sí, sé que uso mucho los paréntesis, ¡ya me lo dijiste!). ;-)

Redirigiendo el perfeccionismo

Aquí van algunas de las preguntas frecuentes que me hace la gente y mis respuestas…

Antes recomendabas el comer sólo comidas naturales e integrales. Ahora parece que crees que la gente debe de comer lo que sea, incluyendo lo genéticamente modificado, jarabe de fructosa de maíz y otras cosas que no son sanas. ¿Por qué? ¿Pasa algo con comer limpio durante este proceso?

Creo que el comer comida sana, nutritiva, sin químicos y no procesada está muy bien. Si usando este tipo de comida ves una subida en tu metabolismo, y vas bien en cuanto a las funciones básicas (sexo, digestión, sueño, manos y pies calientes, etc.) y esto te parece una manera de comer sustentable para ti entonces, claro, come de la forma más limpia y puritana que puedas.

Pero esto tiene más que ver con la priorización. Para mucha gente creo es más libertador simplemente comer "normal" y esta liberación vale más que pensar tanto en la calidad de la comida consumida.

Para los que estén en una situación muy mala de metabolismo, las calorías son el factor más importante y el comer una dieta aburrida de productos naturales con baja densidad calórica no es tan efectiva – y a veces es contraproducente.

Otros factores que muchos no toman en consideración es el hecho de que la digestión es débil cuando el metabolismo está lento, así que mientras más procesada y polvorizada sea la comida, mejor será digerida, absorbida y metabolizada por el cuerpo hasta convertirse en energía sana, real y usable. Además, las comidas fibrosas sin refinar pueden empeorar el sobre-crecimiento de bacterias en el intestino delgado y empeorar los síntomas de un ya metabolismo lento. Otro factor que inhibe un aumento en el metabolismo es la cantidad de agua presente en las comidas típicas sanas.

En otras palabras, la mayoría de la gente no tiene que pensar en la calidad de su comida ni en el contenido nutricional para tener éxito, así que dejo está parte fuera de la discusión. Primero hay que sanar. Saca los demonios alimenticios de tu consciencia. Luego puedes limpiar un poco tu dieta pensando en un futuro sustentable y sano.

Yo subí mucho de peso durante la fase de la realimentación, pero por fin dejé de subir después de seis meses. Ahora mi peso no se quita, ¿qué hago?

¿Has probado el no comer gluten? "¿Nutri-System?" Estoy de broma, claro. Ten paciencia. Sé que el tener grasa corporal en exceso es incómodo y te limita tu capacidad de prosperar físicamente. Yo no llevo siempre conmigo maletas a donde vaya, y nadie quiere llevar más peso consigo. Pero si subes mucho de peso con la realimentación y luego te metes otra vez en una dieta para bajar de peso, entonces habrás completado la típica fase de sobre comer después de haber hecho una dieta y entrarás en el ciclo de dietas yo-yo (de subir y bajar y luego subir más). Lo único es que ahora podrás leer y observar tus reacciones biológicas, ver si estás dañando tu metabolismo o no y hay más probabilidad de que dejes la dieta y sigas comiendo lo que quieras comer.

Cuando unos hombres durante la Segunda Guerra Mundial participaron en un experimento científico basado en restringir calorías a largo plazo, bajaron con esta "dieta" durante 24 semanas y luego pudieron regresar a sus hábitos alimenticios. Fue entonces que subieron de peso durante 33 semanas, mantuvieron ese nuevo peso por un tiempo, y luego, poco a poco, el peso corporal empezó a bajar de forma natural y espontánea. Después de 58 semanas, todavía iban bajando un poco pero habían llegado al peso que tenían antes de empezar el experimento. Estos eran hombres sanos, con metabolismos altos, de entre 20 y 30 años de edad. Esta fue el proceso y la reacción de sus cuerpos después de haberles restringido a solo 1.600 calorías al día por 24 semanas.

Así que yo que tú, seguiría con este programa POR LO MENOS 24 semanas, si no más tiempo, poniendo énfasis en el mantenimiento del ritmo metabólico en su máximo.

Si piensas cambiar algo, en vez de comer menos para intentar bajar, diría que mejor pusieras más énfasis en tu forma física y tu fuerza, procurando no hacer demasiado ejercicio como para bajar tu metabolismo otra vez. Lo más importante es paciencia y consistencia.

Si no puedes resistir la tentación de hacer una dieta tradicional (tienes bastante vanidad y debilidad emocional), por lo menos deberías de seguir mirando tus temperaturas y haciendo fases de realimentación por un día o dos si ves una bajada en la primera temperatura de la mañana o notas más frío en tu cuerpo – esto es similar al método descrito en el libro The Don´t Go Hungry Diet ("La dieta de no pasar hambre") por la investigadora Amanda Sainsbury-Salis. Si notas que tomas varias semanas para bajar 5 libras (2,26 kg), pero sólo un par de días para subir 10 libras (4,53 kg), estás perdido. No digas que no te avisé.

¿He estado realimentándome y al principio tenía mucha hambre pero ahora ya no tengo apetito. ¿Debería forzarme para intentar comer más?

Si obedeces a tu apetito, o a la falta de él, y el metabolismo baja rápidamente y se queda así durante varias semanas sin subir… entonces sí, fuérzate a comer. Pero en realidad la idea es que todos los que sigan este programa coman EXACTAMENTE lo que quieran, EXACTAMENTE cuando quieran. Lo mismo que el comer poco nos hace comer mucho por un tiempo para compensar, a veces el comer mucho te hará comer poco por un tiempo. Solamente tenga mucho cuidado con eso si es que tienes un historial de trastornos alimentarios. A veces es mejor comer de forma programada, como una máquina por un tiempo y no pensar en él mucho, ni en cuánto estás comiendo –

el pensar en estas cosas es una fuente de ansiedad para muchos con pasados complicados por trastornos alimenticios.

Al principio me sentía de maravilla pero ahora he tenido dolores de cabeza, dificultad para dormir, fatiga y no me siento tan bien. ¿Hay algo diferente que puedo hacer?

Te puedes pasar con todo, inclusive el descanso y la realimentación, lo que se debe de entender como una estrategia temporal para empujarte de vuelta hacia un estado de equilibrio más rápido. Quizás podrías añadir comidas más nutritivas y con más cantidad de agua ahora. Nada extremo, solamente un poco más. Toma más líquidos y empieza a tomar un poquito de agua de vez en cuando durante el día. Ponte a hacer más ejercicio y engancha tu energía mental en algo. En otras palabras, no te esfuerces a comer un pastel de queso después de comer dos hamburguesas con queso si es que ya te sientes lleno y realmente no quieres entrar en un pequeño estado de coma alimenticio. Puede seguir comiendo bien durante el día y luego por la noche comer un poco menos cuando el metabolismo ya está en su apogeo. Cosas pequeñas así te pueden ayudar a volver al estado de equilibrio, pero esto debería de ser una buena lección para todos de que no existe un sistema estático. Lo que funciona hoy quizás no funcione mañana. Hay que ser flexible y no atarte a ninguna ideología del comer, incluyendo esta. La "medicina" más efectiva para restaurar tu salud quizás no sea la que necesites para mantener la salud y viceversa.

¡El descansar y el realimentarme me han ido súper bien! Pero empecé de nuevo a hacer ejercicio hace poco y me sentí con frío, vi mi temperatura corporal bajar y otra vez no puedo dormir. ¿Esto significa que no estoy lista para hacer el ejercicio todavía? Y si no, ¿para cuándo?

Igual que con el cambiar tu dieta radicalmente de un día a otro, el cuerpo tiene que aclimatarse a lo que estás haciendo. Si no has hecho ejercicio en meses entonces una sesión suave puede causar una subida de estrés. No te desanimes, sólo hay que empezar con poco y progresar lentamente. Creo que todos debemos de hacer ejercicio, y hacer alguna actividad para mantener el estado físico y la fuerza. Pero hay que ir lentamente y trabajar dentro de tus limitaciones, no seguir un régimen hecho por y para otra persona con otras capacidades. Es por eso que los programas de ejercicio y las técnicas diseñadas por y para los modelos, culturistas y atletas profesionales no son eficaces para la gente normal. De hecho, convierten a esta gente normal que está fuera de forma, en gente enferma, lesionada y sobreentrenada.

Escuché que las nueces, las semillas y los aguacates tienen mucha grasa poliinsaturada. Ray Peat y otros dicen que hay que evitarla. ¿Está bien comerlos o no?

Personalmente no he experimentado ningún tipo de milagro con el restringir estrictamente las grasa poliinsaturadas por un tiempo considerable (más de un año) y conozco a mucha gente a quienes les va mejor comiendo este tipo de grasa. No me preocuparía mucho, pero hay que ser moderados siempre. Siempre y cuando no estés comiendo papas fritas ni pollo frito para cada comida ni tus tentempiés siempre sean chips y galletas de crema de cacahuate, te estará yendo bien. Como dije antes, hay que usar mantequilla de verdad y aceite de coco para freír en casa y de ese modo ya habrás mejorado mucho tu dieta sin sacrificar nada. Este es el tipo de cambio que la mayoría de la gente que necesita una recuperación de hacer dietas requiere – no otra lista de comidas "buenas" y "malas".

Apéndice I – Lecturas recomendadas

Quizás lo mejor para ti sería leer sobre un tema completamente diferente e ir descubriendo nuevas pasiones, pero hay varios libros y sitios web que reiteran algunas de las cosas comentadas en este libro.

En un mundo inundado con información sobre el hacer dietas, el bajar de peso, la salud y la nutrición, estas lecturas (en inglés) te ayudarán a ver el otro lado de la historia. Esta otra versión no está en sólo un libro ni un sitio web, sino en cientos. No pondré todos aquí, pero aquí van unas cuantas fuentes que respaldan y refuerzan la información expuesta en este libro.

El metabolismo

Hypothyroidism: The Unsuspecting Illness by Broda Barnes
Hypothyroidism Type II: The Epidemic by Mark Starr
www.raypeat.com
www.dannyroddyweblog.com
www.eastwesthealing.com
www.andrewkimblog.com

Crítica a las dietas y la bajada de peso

Health at Every Size by Linda Bacon
The Obesity Myth by Paul Campos
Big Fat Lies by Glenn Gaesser
Losing It by Laura Fraser
Rethinking Thin by Gina Kolata
Fat?So! by Marilyn Wann
Starffed by Gwyneth Olwyn of www.youreatopia.com
(2013 release)
Intuitive Eating by Evelyn Tribole
Eat What You Love, Love What You Eat by Michelle May
Stop Dieting Now by Golda Poretsky
www.junkfoodscience.blogspot.com
http://www.margaretcho.com/2003/11/06/the-fuck-it-diet/
www.thefuckitdiet.com
www.billycraig.co.uk
Health at Every Size Community Resources (an incredible list of books and supportive materials): http://www.haescommunity.org/resources.php?rType=b

Apoyo para la imagen corporal

Body Traps by Judith Rodin
The Body Image Workbook by Thomas Cash
You'd Be So Pretty If... by Dara Chadwick
Perfect Girls, Starving Daughters by Courtney Martin
When Women Stop Hating Their Bodies by Jane
Hirschmann and Carol Munter
www.haescommunity.org

Trastornos alimenticios

www.youreatopia.com

Apéndice II – Mirando la temperatura corporal

Antes, cuando estaba en una fase de excesiva admiración al Dr. Broda Barnes, recomendaba tomar la temperatura auxiliar (en las axilas) apenas despertándose por la mañana como le decía a sus pacientes, con vistas a tener una temperatura de 97,8°F – 98,2°F (36,5°C-36,8°C) igual que él. Pero ya he pasado esta fase y tengo nuevas ideas y experiencias propias. Como meta es bueno ver esta temperatura de la mañana en 99°F (37,2°C) en el recto, 98,6°F (37°C) oral y 98°F (36,6°C) en la axila. Más tarde en el día estas temperaturas deberían de subir.

Las temperaturas de las axilas pueden ser inconsistentes y por eso estoy recomendando ahora que la gente evite tomar sus temperaturas ahí. A veces la axila izquierda tiene una temperatura un grado mayor o menor que la derecha así que no parece ser de mucho confiar. Recomiendo entonces la temperatura oral, rectal o vaginal. Es divertido escribir estas cosas. Los mejores momentos para tomarte la temperatura son...

- Despertándote (es una buena forma de ver cómo y cuándo tu metabolismo en el descanso absoluto cambia según tus intervenciones)
- Una media hora después de comer (te ayuda a determinar en qué momento del día necesitas comida con más densidad calórica, y cómo planificar el comer y el beber para que el efecto neto sea el calentamiento – ya que tu temperatura debe de subir comiendo... si no estás drogado con adrenalina o bajando de ella – lo que desaparecerá con el tiempo, o puede ser que hayas incluido demasiados fluidos comparado con la porción de calorías y sal).
- Antes de ir a la cama (si baja mucho justo antes de ir a dormir, es bueno comer un tentempié rico como media hora antes de dormir, como un cuenco de helado o algo salado como unos manojos de palomitas o chips).

Haz esto por un par de días y luego podrás sólo tomar la temperatura de la mañana para asegurar que va en aumento. Claro, no quedará estática porque siempre sube y baja, pero deberías de ver un patrón general hacia arriba.

Las mujeres deben de saber que cuando empieza la regla, sus temperaturas bajarán como ,5° F. No se preocupen por eso, es normal. Después de la ovulación, las temperaturas deben de subir y ser algo más altas que las temperaturas ideales alistadas arriba.

Para asegurarte que no tengas resultados artificialmente bajos, te recomiendo que calientes el termómetro en la mano antes. Si pones un termómetro frío en algún lugar del cuerpo, enfriará esta área del cuerpo y no dará la temperatura correcta.

Una vez calentado el termómetro hasta tener la temperatura del cuerpo, ponlo en tu lugar preferido para medir y déjalo por unos 30 segundos. Después enciende el termómetro (cualquier termómetro barato funciona) y mira el resultado.

Si empiezas a obsesionarte y a tomar tu temperatura un montón de veces durante el día, mejor tíralo a la basura. Es un instrumento útil, no una licencia para volverte obsesivo.

Después de un mes o así deberías de conocer tu cuerpo metabólicamente. Debes saber cómo se siente tener una temperatura perfecta y cuando hay que comer un poco más, descansar un poco más, etc. Ya no deberías de requerir un termómetro. Solamente puedes tomar la temperatura de vez en cuando para mirar y saber que todo anda bien.

Eso es todo. Diviértete.

¡Ahh! Te doy un consejo más: si usas la temperatura rectal, no tomes una oral justo después, ¡¡jejeje! Ni lo dejes a mano por la casa por si a tus hijos les da por chequear las suyas.

Referencias (unas cuantas)

Como sabes, muchas de las aseveraciones de este libro (y de todos mis libros) son el resultado de una combinación de mi investigación, experiencia, intercambio de ideas con otros y la misma realidad. Pocas cosas escritas aquí vienen directamente de una fuente ni estudio específico. Pero hay algunos enlaces, sitios web y libros que han jugado un papel central en mis conclusiones y por eso creo que son apropiados incluirlos aquí…

Atkins, Robert. *Dr. Robert Atkins New Diet Revolution*. Avon Books, Inc.: New York, NY, 1992.

Bacon, Linda. *Health at Every Size*. Benbella Books: Dallas, TX, 2008.

Barnes, Broda. *Hypothyroidism: The Unsuspecting Illness*. Harper and Row: New York, NY, 1976

Barnes, Broda. *Solved: The Riddle of Heart Attacks*. Robinson Press: Fort Collins, CO, 1976

Barnes, Broda. *Hope for Hypoglycemia*. Robinson Press: Fort Collins, CO, 1978

Bieler, Henry. *Food is Your Best Medicine*. Random House: New York, NY, 1965.

Brownstein, David. *Overcoming Thyroid Disorders*. Medical Alternative Press: West Bloomfield, MI, 2008.

Campos, Paul. *The Obesity Myth*. Gotham Books: New York, NY, 2004.

Chilton, Floyd H. *Inflammation Nation*. Fireside: New York, NY, 2007.

Farris, Russell and Per Marin. *The Potbelly Syndrome*. Basic Health Publications: Laguna Beach, CA, 2006.

Fife, Bruce. *Eat Fat Look Thin*. Healthwise: Colorado Springs, CO, 2002.

Fife, Bruce. *The Coconut Oil Miracle*. Avery: New York, NY, 1999.

Keys, Ancel et al. *The Biology of Human Starvation*. The University of Minnesota Press:
Minneapolis, MN, 1950.

Kharrazian, Datis. *Why Do I Still Have Thyroid Symptoms?* Morgan James Publishing: Garden City, NY, 2010.

Kolata, Gina. *Rethinking Thin*. Farrar, Straus and Giroux: New York, NY, 2007.

Langer, Stpehen E. and James F. Scheer. *Solved: The Riddle of Illness*. McGraw Hill: New York, NY, 2006.

Martin, Courtney E. *Perfect Girls, Starving Daughters*. Free Press: New York, NY, 2007.

Murray, Michael. *The Encyclopedia of Healing Foods*. Atria Books: New York, NY, 2005.

Page, Melvin, and H. Leon Abrams. *Health vs. Disease*, The Page Foundation, Inc., St. Petersburg, FL 1960.

Peat, Ray. *Progesterone in Orthomolecular Medicine.* Raymond Peat: Eugene, OR, 1993.

Peat, Ray. *Generative Energy.* Raymond Peat: Eugene, OR, 1994.

Peat, Ray. *Nutrition for Women.* Raymond Peat: Eugene, OR, 1993.

Peat, Ray. *Mind and Tissue.* Raymond Peat: Eugene, OR, 1993.

Peat, Ray. *From PMS to Menopause.* Raymond Peat: Eugene, OR, 1993.

Pool, Robert. *Fat: Fighting the Obesity Epidemic.* Oxford University Press: New York, NY, 2001.

Price, Weston A. *Nutrition and Physical Degeneration.* Republished by the Price-Pottenger Nutrition Foundation: La Mesa, CA, originally published in 1939.

Reaven, Gerald. *Syndrome X.* Fireside: New York, NY, 2000.

Rooney, Ric. *Secrets of a Professional Dieter* (eBook). www.PhysiqueTransformation.com

Ross, Julia. *The Diet Cure.* Penguin Books: New York, NY, 1999.

Schwartz, Bob. *Diets Don't Work!* Breakthrough Publishing: Houston, TX, 1982.

Schwarzbein, Diana. *The Schwarzbein Principle.* Health Communications, Inc.: Deerfield Beach, FL, 1999.

Schwarzbein, Diana. *The Schwarzbein Principle II.* Health Communications, Inc.: Deerfield Beach, FL, 2002.

Schwarzbein, Diana. *The Program.* Health Communications, Inc.: Deerfield Beach, FL, 2004.

Selye, Hans. *The Stress of Life.* McGraw-Hill: New York, NY, 1976.

Sears, Al. *P.A.C.E.* Wellness Research and Consulting, Inc.: Royal Palm Beach, FL, 2010.

Sears, Barry. *Enter the Zone*. Regan Books: New York, NY, 1995.

Sears, Barry. *The Age-Free Zone*. Regan Books: New York, NY, 1999.
Sears, Barry. *The Anti-Inflammation Zone*. Collins: New York, NY, 2005.

Sears, Barry. *Toxic Fat*. Thomas Nelson Inc, 2008.

Shell, Ellen Ruppel. *The Hungry Gene*. Atlantic Monthly Press: New York, NY, 2002.

Shomon, Mary J., *The Thyroid Diet*. Harper Resource: New York, NY, 2004.

Sisco, Pete. *Train Smart*. www.precisiontraining.com: 2012

Starr, Mark. *Hypothyroidism Type II*. Mark Starr Trust: Columbia, MO, 2005.

Talbott, Shawn. *The Cortisol Connection*. Hunter House: Alameda, CA, 2007.

Taubes, Gary. *Good Calories, Bad Calories*. Alfred A. Knopf: New York, NY, 2007.

Tribole, Evelyn and Elyse Resch. *Intuitive Eating*. St. Martin's Press: New York, NY, 1995.

Wann, Marilyn. *Fat!So?* Ten Speed Press: Berkeley, CA, 1998.

Wiley, T.S. *Lights Out: Sleep, Sugar, and Survival*. Pocket Books: New York, NY, 2000.

Sitios web...

www.raypeat.com
www.youreatopia.com
www.dannyroddy.com
www.andrewkimblog.com
www.thefuckitdiet.com
www.haescommunity.org

www.eastwesthealing.com
www.chiefrok.com/blog
www.billycraig.co.uk
www.junkfoodscience.blogspot.com
www.carbsanity.blogspot.com

Artículos específico

"Seizures and Hypothermia due to dietary water intoxication in infants"
http://www.ncbi.nlm.nih.gov/pubmed/3563573?dopt=Abstract

"Association between obesity and reduced body temperature in dogs"
http://www.nature.com/ijo/journal/v35/n8/full/ijo2010253a.html

"Specific Gravity to Brix Conversion Table"
http://www.winning-homebrew.com/specific-gravity-to-brix.html

"Hyponatremia"
http://en.wikipedia.org/wiki/Hyponatremia

"Restoring Blood Volume"
http://www.ncbi.nlm.nih.gov/pmc/articles/PMC1701158/pdf/brmedj02298-0064a.pdf

"The mysterious origins of the '8 glasses of water a day' rule"
http://www.mindthesciencegap.org/2012/10/22/you-need-to-drink-8-glasses-of-water-a-day-a-history-lesson/

"Thyroid Disease and the Heart"
http://circ.ahajournals.org/content/116/15/1725.full

"Low urinary sodium is associated with greater risk of myocardial infarction among treated hypertensive men"
http://www.ncbi.nlm.nih.gov/pubmed?term=%22Hypertension%22%5BJour%5D+AND+1995%5Bpdat%5D+AND+urinary+sodium&TransSchema=title&cmd=detailssearch

"Fatal and Nonfatal Outcomes, Incidence of Hypertension, and Blood Pressure Changes in Relation to Urinary Sodium Excretion"
http://jama.jamanetwork.com/article.aspx?articleid=899663

"Water: swelling, tension, pain, fatigue, aging"
http://raypeat.com/articles/articles/water.shtml
"Salt, Energy, Metabolic Rate, and Longevity"
http://raypeat.com/articles/articles/salt.shtml

"TSH, temperature, pulse rate, and other indicators in hypothyroidism"
http://raypeat.com/articles/articles/hypothyroidism.shtml

"Coconut Oil"
http://raypeat.com/articles/articles/coconut-oil.shtml

"Water Intoxication"
http://en.wikipedia.org/wiki/Water_intoxication
"It's Time to End the War on Salt"
http://www.scientificamerican.com/article.cfm?id=its-time-to-end-the-war-on-salt

"What is Your Temperature? Rethinking 98.6"
http://well.blogs.nytimes.com/2009/12/28/whats-your-temperature-rethinking-986/

"Anorexia Nervosa and Eating Disorders"
http://medtextfree.wordpress.com/2010/09/03/anorexia-nervosa-and-eating-disorders/

The Female Athlete Triad Series at www.suppversity.blogspot.com

"Body Size, Energy Metabolism, and Lifespan"
http://jeb.biologists.org/content/208/9/1717.full

"Beneficial metabolic effects of regular meal frequency on dietary thermogenesis, insulin sensitivity, and fasting lipid profiles in healthy obese women"
http://ajcn.nutrition.org/content/81/1/16.abstract

"Rapid carbohydrate loading after a short bout of near maximal-intensity exercise"
http://www.ncbi.nlm.nih.gov/pubmed/12048325

"Small Mammal Metabolic Rates: Effect of Body Mass on Mass-Specific Metabolic Rate and Whole Animal Metabolic Rate" http://www.franklincollege.edu/pwp/lmonroe/Metabolic%20Rate%20Lab.pdf

"A High Hypothalamus Diet"
http://www.economist.com/blogs/babbage/2012/03/obesity-and-brain?fsrc=scn/tw/te/bl/ahighhypothalamusdiet

"Top Off Breakfast with – Chocolate Cake?"
http://www.aftau.org/site/News2?page=NewsArticle&id=15967

"Nibbling vs. Gorging: Metabolic Advantages of Increased Meal Frequency"
http://www.nejm.org/doi/pdf/10.1056/NEJM198910053211403

"Impact of reduced meal frequency without caloric restriction on glucose regulation in healthy, normal-weight middle-aged men and women"
http://www.ncbi.nlm.nih.gov/pubmed/17998028

"Breakfast Reduces Chance of Obesity"
http://www.nutraingredients.com/Research/Breakfast-reduces-chances-of-obesity

"Athletes and Iron Deficiency"
http://sportsmedicine.about.com/cs/nutrition/a/012604.htm

"Low Energy Availability in Female Athletes"
http://emedicine.medscape.com/article/312312-overview

"Obesity: 10 Things You Thought You Knew"
http://www.youtube.com/watch?v=Qk4UKD00aOo&feature=channel

Sobre el autor

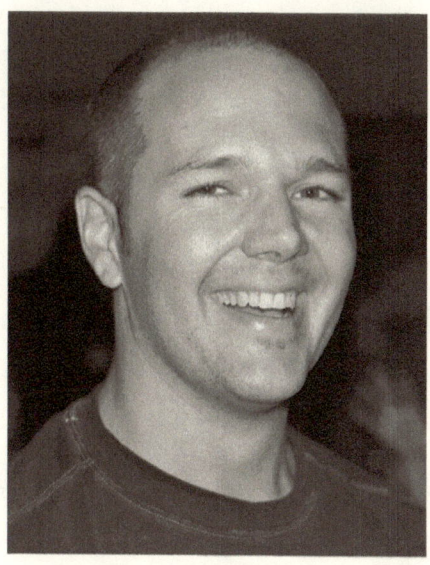

Gracias por haber leído *Recupérate de las dietas 2: restaurar la mente y el metabolismo del daño de las dietas, la bajada de peso, el ejercicio y la comida "sana"*. Abajo hay más información sobre el autor, Matt Stone. Lo puedes contactar en su sitio web:
http:// www. 180degreehealth.com o seguirlo en Facebook:
http://www.facebook.com/180degreehealth

Matt Stone es un investigador independiente de la salud y autor de más de 10 libros sobre varios temas de la salud. Inició su investigación en el 2005 y desde entonces ha estado explorando muchas áreas de la salud – desde la fisiología general y la nutrición hasta áreas tan diversas y específicas como la psiconeuroendocrinología. Su investigación ha logrado información y pistas prácticas para que la gente pueda mejorar sustancialmente su salud – mejorando o eliminando ciertos problemas de la salud o previniendo enfermedades relacionadas con el mundo moderno. La mayoría de su investigación ha demostrado que la optimización del ritmo metabólico es clave para la mejoría de muchas funciones básicas como la digestión, la reproducción, la inflamación, el sueño y el envejecimiento.

www.ingramcontent.com/pod-product-compliance
Lightning Source LLC
Chambersburg PA
CBHW050445290526
45786CB00006B/2162